VIVERE MEGLIO

Giovanni Angiolini

IL MIO METODO WELLNESS

I quattro pilastri per un corpo sano, tonico e senza dolori

MONDADORI

Illustrazioni: elaborazioni da © Shutterstock

librimondadori.it

Il mio metodo wellness
di Giovanni Angiolini
Collezione Vivere Meglio

ISBN 978-88-04-71622-8

I edizione marzo 2020

Indice

Il mio metodo wellness

Introduzione

Il mio primo paziente è stato Antonio, un agricoltore sardo di oltre 80 anni. All'apparenza stava benissimo: in barba all'età, ogni mattina si alzava molto presto, si preparava un caffè nero, indossava gli abiti da lavoro e si recava nei campi. Ciò che l'aveva condotto nello studio di un chirurgo ortopedico mi è stato chiaro solo quando mi ha raccontato di essersi fidanzato da poco, con una "ragazza" di 41 anni. «Il mal di schiena, dottore, il mal di schiena è il mio problema!» mi disse, spiegandomi che la lombalgia stava danneggiando la sua vita sentimentale. Antonio voleva comprensibilmente liberarsene, come i 15 milioni di italiani che ne sono affetti.

I numeri sono impressionanti: secondo un recente studio[1] pubblicato sulla prestigiosa rivista "The Lancet", il mal di schiena è la prima causa di disabilità e di assenza dal lavoro nel mondo. A quanto pare è proprio intenzionato a mantenere questo triste primato: negli ultimi 25 anni i casi più complessi sono aumentati del 54%, e continuano a crescere.

Uno dei motivi di questa pandemia è il lavoro usurante: tra coloro che mettono a dura prova muscoli e strutture ossee rientrava senza dubbio il mio primo paziente, Antonio, grazie alle numerose ore che quotidianamente trascorreva nei campi. Se però sappiamo che circa l'80% della popolazione soffre di mal di schiena almeno una volta nella vita, le cause devono essere anche altre, facilmente riconducibili a tre grandi famiglie:

- cause traumatiche: praticare lavori e sport usuranti (nei casi di attività svolta per lunghi periodi e in maniera eccessivamente intensa), mantenere una postura scorretta (per esempio stare a lungo seduti alla scrivania, magari un po' "accartocciati" su se stessi), essere in sovrappeso;
- cause degenerative: legate a patologie a carico del sistema muscolo-scheletrico (artrosi, osteoporosi, ernia del disco, stenosi, scoliosi);
- cause psicologiche: lo stress determina alterazioni della meccanica respiratoria e il rilascio di sostanze che aumentano il tono muscolare (in particolare, adrenalina e noradrenalina).

Ad Antonio consigliai, oltre a una terapia farmacologica, di utilizzare per qualche giorno una fascia lombare, per mettere a riposo la muscolatura esausta. Infine gli suggerii di prendersi diverse pause durante la giornata e di eseguire un particolare programma riabilitativo in palestra. Lo rividi un altro paio di volte, per controllare se stesse davvero seguendo le mie indicazioni: era molto motivato a stare meglio, cosa che infatti accadde nel giro di qualche settimana.

Da quel giorno ho visto passare nel mio ambulatorio centinaia di pazienti, con le più svariate problematiche. La stragrande maggioranza di loro, però, ha un tratto comune: avrebbe potuto scegliere il benessere. In tanti casi, infatti, il benessere è una scelta: si può decidere di seguire uno stile di vita che ci permette di stare bene, di avere ossa sane e muscoli forti, oppure di finire sul lettino dell'ortopedico, con ginocchia doloranti e colonne vertebrali sofferenti.

Il benessere è una scelta

Ero bambino quando mio nonno, Paolo, perse una gamba a causa del diabete: era un omone forte e coraggioso, tuttavia mentirei se affermassi che non accusò il colpo; eppure ciò che più ricordo di questo evento non fu la disperazione, ma la possibilità di tornare in piedi. Nel giro di poco tempo mi ritrovai con un nonno bionico, che camminava grazie a una protesi.

Da quando ho memoria, sono interessato agli ingranaggi delle cose: ho sempre smontato e rimontato di tutto (inizialmente giocattoli, macchinine ed elettrodomestici, per la gioia dei miei genitori; più tardi, biciclette e motorini), spinto dal desiderio di capire come fossero fatti gli oggetti all'interno e come riuscissero a muoversi.

Probabilmente, anche se al tempo ero piuttosto piccolo, il fatto di vedere mio nonno tornare a camminare è stato fondamentale per le decisioni che ho preso poi; è cresciuto in me il sogno di dare una seconda possibilità a chi aveva subito un danno o un infortunio, spingendomi verso quello che sarebbe stato il mio percorso: la chirurgia ortopedica.

Più avanti, ero già uno studente universitario, dovendo lavorare per pagarmi gli studi ho deciso di fare l'istruttore di fitness, occupazione che mi avrebbe permesso di approfondire la conoscenza del corpo umano e di trascorrere parecchie ore fianco a fianco con persone impegnate nelle più varie attività sportive e, talvolta, con veri e propri atleti.

Ho messo a fuoco allora un principio che mi è tuttora di ispirazione: il benessere è una scelta. È la scelta di chi segue uno stile di vita sano e rispettoso di quello strumento meraviglioso e potentissimo che ci viene consegnato in dotazione alla nascita e che tendiamo a dare per scontato finché non si ribella: il corpo.

Nella mia carriera ho prescritto farmaci, sedute riabilitative e percorsi di fisioterapia; ho dato indicazioni sulla dieta e sugli esercizi da svolgere in palestra per risolvere problemi specifici; ho eseguito migliaia di interventi chirurgici per agire su patologie croniche e degenerative – tutto con la consapevolezza che molti problemi potrebbero essere evitati semplicemente scegliendo il benessere.

Sono davvero troppe le persone che si siedono davanti alla mia scrivania e finiscono per diventare miei pazienti quando potrebbero farne tranquillamente a meno. Come? Mangiando meglio, facendo esercizio, cercando di tenere un ritmo sostenibile: seguendo, insomma, il famoso "stile di vita sano", una pratica di cui si sente tanto parlare e che tuttavia rischia spesso di rimanere un concetto vago, fumoso, e dunque poco applicato.

Ho deciso di scrivere questo libro per prestarvi i miei occhi: per stare bene, sentirsi in forma, energici, godere dei benefici di un corpo tonico e allenato bisogna vivere in modo sano, prendendosi cura di sé. Solo così saremo consapevoli delle nostre potenzialità e dei nostri limiti, sapremo quando dobbiamo fermarci e quando, invece, insistere (nello sport, in uno sforzo, ma anche nel cedere a una golosità).

In linguaggio medico questo si chiama "prevenzione", una splendida parola che indica quel complesso di pratiche che consentono alle persone di mantenere un costante stato di salute, tenendosi il più lontano possibile dalle malattie. Fare sport, nutrirsi in modo sano, trovare un equilibrio tra lavoro e tempo libero – per essere tonici e in forma – è un modo di volersi bene.

Lo stile di vita opposto, che in genere prevede migliaia di ore passate seduti con la schiena curva, soffocati da un ritmo lavorativo insostenibile e affezionatissimi alle pantofole più che alle sneakers, può essere alla base di numerose patologie. In genere si comporta così chi percepisce come eccessivo l'impegno necessario per svolgere un'attività preventiva, seppur minima: la goccia che fa traboccare il vaso in una vita già oberata di "devo". Comprendo il loro punto di vista, ma non lo condivido: dopo dodici ore di sala operatoria o di ambulatorio, la spinta a recarmi in palestra è davvero bassa anche per me. Eppure c'è, perché l'ho coltivata per anni e fare sport è diventata un'abitudine, come lavarsi i denti e infilarmi il camice appena entro in ospedale: qualcosa che faccio perché è così che funziona. Dopo una sessione di allenamento mi sento meglio, se mi sento meglio non avverto l'impulso di abbuffarmi, se non mi abbuffo dormo bene e la mattina dopo mi alzo riposato e pronto ad affrontare la giornata. È un circolo virtuoso, ed è semplice entrarci tanto quanto starne fuori: entrambe queste opzioni sono frutto di una scelta e richiedono il medesimo impegno.

La mia ambizione è che le pagine che seguono possano indurvi, di fronte a questo bivio, a scegliere di volervi bene. A scegliere il benessere, perché il corpo è l'unico luogo nel quale trascorriamo davvero ogni istante della nostra esistenza.

I quattro pilastri del benessere

Per concludere, il mal di schiena che citavo in apertura, ma anche tante patologie della colonna e articolari, si potrebbero evitare semplicemente attraverso una buona prevenzione. Queste patologie non si presenterebbero, oppure si svilupperebbero in età più avanzata e con danni magari più contenuti.

Che cosa intendo con "buona prevenzione"? Volersi bene mangiando sano e mantenendo un peso giusto, svolgendo con costanza un'attività sportiva, ponendo attenzione alla postura e tenendo sotto controllo lo stress.

Tali indicazioni di base fanno riferimento a quelli che mi piace chiamare "i quattro pilastri del benessere":

- un giusto peso;
- muscoli e ossa al top;
- una postura corretta;
- una gestione adeguata dello stress.

Vorrei che non vi stupiste se a breve questo medico delle ossa comincerà a parlare di benessere partendo proprio dal peso; è una scelta dovuta al fatto che il mantenimento di una buona forma fisica inizia proprio dall'avere un peso ideale in rapporto alla nostra corporatura.

Non bisogna essere né sottopeso né sovrappeso: entrambe le condizioni presentano complicazioni che approfondirò nelle prossime pagine; qui, visto che si tratta della situazione più diffusa, voglio però accennare al fatto che il sovrappeso è la prima causa delle sindromi da sovraccarico, che arrecano dolori a tutte le strutture articolari, anche dal punto di vista tendineo e legamentoso, e possono arrivare a usurare l'articolazione stessa. Quando l'articolazione si è consumata, il quadro medico cambia nome: non si chiama più sindrome da sovraccarico, ma artrosi.

Se durante il periodo in cui abbiamo dolori e doloretti decidessimo di alleggerire il sovraccarico che le nostre ossa devono portare ogni giorno, il nostro malessere potrebbe persino scomparire. Ma dimagrire è più impegnativo rispetto a prendere un antinfiammatorio o un antidolorifico: non credo di dover esplicitare a quale strategia si tende a ricorrere con maggiore frequenza...

La mia ambizione come dottore e il mio sogno come divulgatore è di poter contribuire a far sì che quante più persone possibile possano godere di uno stato di salute costante nel tempo, senza avvertire dolori, senza dover assumere farmaci, senza essere costretti a fare gite in ambulatorio o in ospedale. Per questo di seguito troverete una serie di indicazioni utili e di facile applicazione, con esercizi semplici da poter svolgere in palestra o a casa, e, in fondo al libro, un'appendice pratica che vi consentirà di fotografare la vostra condizione attuale e di decidere quale percorso intraprendere per arrivare a sentirvi meglio e a essere più in forma a lungo nel tempo.

Ora, a voi la scelta.

Il primo pilastro: un giusto peso

Immaginate di recarvi al supermercato, di uscire con due confezioni di bottiglie d'acqua (quelle da sei bottiglie da 1,5 litri ciascuna) e di andare a fare una passeggiata portandole con voi, una in una mano e una nell'altra. In breve sareste stremati, avreste dolori praticamente dappertutto. Per questo non vi verrebbe mai in mente di fare un gesto simile! Eppure sono numerosissime le persone che si comportano esattamente così, e addirittura peggio: si portano appresso per anni sovraccarichi ben superiori ai 18 chili, che corrispondono a due casse d'acqua, e con questo fardello svolgono tutte le loro attività quotidiane.

Avere un giusto peso rappresenta un cardine ineludibile dello stare bene. È importante parlarne, anche e soprattutto dal punto di vista medico, perché oggigiorno il sovrappeso può essere considerato una vera e propria epidemia.

Secondo i dati del Rapporto Osservasalute 2018, si stima che in Italia il 35,4% della popolazione adulta sia in sovrappeso e che oltre una persona su dieci (10,5%) sia obesa. Nel complesso, quindi, quasi la metà della popolazione che supera i 18 anni (45,9%) è in eccesso ponderale, più gli uomini (il 54,8%) delle donne (il 37,8%). Purtroppo, l'Italia è il Paese europeo con il più alto tasso di obesità infantile e adolescenziale (32,9% tra i 6 e i 10 anni), che persiste nell'età adulta nel 70% dei casi.[2] La situazione dei nostri ragazzi è allarmante: quasi l'8% dei bambini non fa colazione, il 33% ne consuma una non adeguata, il 20% non mangia quotidianamente frutta e verdura, mentre il 36% apre ogni giorno una lattina di una bevanda zuccherata.[3] Questo ritratto dello stile di vita delle nuove generazioni è particolarmente drammatico perché le abitudini dei ragazzi sono senza dubbio figlie di quelle dei genitori, i quali non considerano che sovrappeso e obesità sono fattori predisponenti all'insorgenza di numerosi quadri patologici; per esempio il diabete, le malattie cerebro- e cardiovascolari, quelle metaboliche e tumorali, ma anche i problemi osteoarticolari.

Pensate a un'automobile: nessuno di noi trasporterebbe un macigno con un'utilitaria, perché sappiamo che, come minimo, gli ammortizzatori ci abbandonerebbero ancor prima di partire; e se pure avessimo la chance di percorrere qualche chilometro, la nostra valente automobile ben presto lascerebbe a piedi noi e il nostro macigno.

Allo stesso modo, ciascuno dei nostri corpi è progettato per portare una determinata quantità di carico; se però aumentiamo questo carico a dismisura, chiedendogli di fare sforzi sovrumani, provocheremo una rapida degenerazione del sistema muscolo-scheletrico. Il quadro clinico si complica con l'aumento dell'età, perché l'invecchiamento induce la sarcopenia (cioè la riduzione della massa muscolare) e, di conseguenza, i chili di troppo gravano sempre di più direttamente sulle articolazioni. Venendo meno il sostegno della muscolatura, infatti, le articolazioni – che magari sono già un po' usurate a causa dell'età – finiscono per degenerare in maniera rapida e diventare doloranti e malfunzionanti.

Le sindromi di sovraccarico cui accennavo nell'Introduzione sono la quotidianità per chi, come me, incontra numerose persone afflitte da dolori articolari più o meno acuti. In genere, però, si preferisce lavorare sul sintomo (eliminandolo con una pastiglia) piuttosto che concentrarsi sulla causa (il sovrappeso): questo perché nel primo caso sono sufficienti pochi minuti, nel secondo è necessario un impegno giornaliero che può richiedere anche molti mesi. Peccato che non esiste una pastiglia in grado di far guarire un'articolazione sfiancata e gravata da un peso eccessivo; di conseguenza il problema inevitabilmente si ripresenterà, con gravità via via maggiore. Modificando il proprio stile di vita, invece, potrebbe anche scomparire del tutto. Non lo affermo perché credo di poter predire il futuro, ma perché è stato dimostrato che, riducendo il peso corporeo di 7 chili, i pazienti finivano per assumere ben il 50% di antinfiammatori in meno.

Per stare bene dobbiamo allora avere tutti fisici da atleti professionisti? Certo che no. Non sarebbe possibile, e nemmeno utile. Secondo alcuni studi, su determinate categorie di pazienti un paio di chili in più può persino avere effetti positivi: è il caso delle donne in menopausa, nelle quali gli estrogeni prodotti dal grasso in eccesso compensano la fisiologica riduzione di questo ormone, esercitando un'azione protettiva nei confronti delle ossa e prevenendo l'osteoporosi.

Non è dunque necessario vivere a stecchetto: il punto è non portarsi appresso una quantità ingestibile di chili di troppo. O, al contrario, averne addosso troppo pochi. Il sottopeso, infatti, influisce in modo negativo sull'apparato muscolo-scheletrico tanto quanto il sovrappeso: causa un impoverimento dei tessuti e, in quadri particolarmente severi, una riduzione della massa ossea che può arrivare fino al 2% all'anno.

Facciamo un esempio. Prendiamo una modella che si sottopone a una dieta restrittiva per rispondere ai canoni di aspetto fisico richiesti dal mercato del lavoro. Diete eccessivamente povere – che nelle donne possono essere anche causa di amenorrea (ovvero la sospensione del ciclo mestruale) – provocano la perdita della massa ossea: dopo 5 anni possono causare una diminuzione di ben il 10% della massa ossea e, dunque, un inesorabile quanto vertiginoso aumento del rischio di osteoporosi, dal quale dipende una riduzione drastica della qualità della vita.

Cominciare con l'accettazione

Un mio paziente, Franco, sostiene che la moglie gli fa trovare in tavola solo verdurine scondite, eppure a ogni visita il suo peso (o meglio, il suo sovrappeso) rimane stabile.

«Bevo bibite gassate, dottore. Non sono grasso, devo essere gonfio» mi ripete tutte le volte. Sarebbe molto bello per lui e per me se il tessuto adiposo fosse gonfiore addominale: basterebbe eliminare il gas, bere un tè freddo invece dell'aranciata, e il gioco sarebbe fatto. Ahimè, l'amara realtà che a Franco tocca accettare è che il gas non lo gonfia, mentre a farlo ingrassare sono gli zuccheri contenuti nelle bibite che tanto ama.

Il tentativo di Franco di scaricare la responsabilità del suo sovrappeso su una piccolezza, una quisquilia, un dettaglio del suo stile alimentare è un esempio tra mille. Sono tantissime le vie di fuga che le persone individuano e provano a percorrere quando il medico li pone di fronte alla necessità di cambiare la propria alimentazione: c'è chi dà la colpa alla tiroide (che però è sanissima e marcia come un orologio svizzero), chi sostiene che a causare un sovrappeso di 10 chili sia stata una cura di cortisone di tre giorni per la tracheite, chi afferma con assoluta certezza di non toccare mai gli zuccheri ma "dimentica" il cucchiaino abbondante con cui addolcisce la mezza dozzina di caffè che beve ogni giorno. Ho pazienti che, nonostante 20 o anche 30 chili di sovrappeso, mi ripetono che non mangiano "praticamente niente". Penso ad Antonia, 65 anni, arrivata nel mio studio per un dolore alle ginocchia, tanto intenso da impedirle di giocare con il suo nipotino come vorrebbe. Antonia si porta dietro almeno 20 chili di troppo. Le ho spiegato che è urgente rivedere il suo stile alimentare, ma lei ritiene che non ce ne sia bisogno: «Ma se faccio quasi la fame, dottore! Mangio solo insalatine! Al massimo, qualche volta, un piattino di pasta...».

Il mio vecchio e saggio professore di Patologia e Fisiopatologia diceva sempre: «Non s'ingrassa né con l'aria né con l'acqua». Ispirato da parole così brutali ma sante, ho scavato e sono riuscito a svelare l'arcano: prima di addormentarsi, Antonia mangia tutto quello che non ha toccato di giorno, e pure di più. Il suo problema non è tanto ciò che mangia, ma la sua ferrea convinzione di stare a stecchetto. Come tante altre persone che incontro, Antonia non ha consapevolezza di ciò di cui il suo corpo ha bisogno, né possiede le informazioni giuste per soddisfare le sue esigenze.

Credo quindi valga la pena sottolineare che la prima fase della perdita di peso è l'accettazione di essere in sovrappeso. E inoltre, forse questo è persino più difficile, di averlo in qualche modo provocato, quel sovrappeso.

Anche per ingrassare ci vuole costanza

È più probabile che a causare l'ingrassamento di Franco, Antonia e degli altri miei pazienti sia stato il gas contenuto nelle bevande, la tiroide che non funziona come dovrebbe, una cura di cortisone di pochi giorni, il destino o la sfortuna, oppure uno stile di vita sedentario e un'alimentazione sregolata? Esami alla mano (perché vale sempre la pena approfondire), posso dire senza tema di essere smentito che sono questi ultimi due i responsabili della stragrande maggioranza dei casi di sovrappeso.

Quasi nessuno pensa che ci vuole costanza non solo per dimagrire, ma anche per ingrassare: in assenza di quadri patologici gravi, in genere non si accumula tanto peso all'improvviso: ingrassiamo pochi chili all'anno, magari lì per lì non li notiamo nemmeno, ma nel tempo diventano un "bottino" insostenibile per l'organismo. Pensate di prendere 2 chili in un anno, poi altri 2 l'anno successivo e così via... Nel giro di 10 anni avrete accumulato 20 chili senza neppure rendervene conto!

Realizziamo quanta costanza ci è voluta solo quando ci troviamo faccia a faccia con un problema enorme. Quando ho rivisto Sandra dopo un mese di dieta, per esempio, lei era sconfortata: «Dottore, sono dimagrita solo 3 chili. Se ne devo perdere 30, non ho nemmeno cominciato!». «Signora» le ho risposto io, «lei non è nata con 30 chili di sovrappeso, giusto? Alla nascita sarà pesata 3 o 4 chili, come la maggioranza dei neonati. Ha preso peso un chilo per volta, in tanti anni. Per dimagrire non dovrà impiegare il medesimo tempo, ma di certo non può aspettarsi di smaltire in due mesi quello che ha accumulato in 20 anni!» Per dimagrire in modo sano è necessario un giusto tempo: le diete lampo, che promettono risultati mirabolanti in due settimane, sono sempre rischiose. Per perdere 30 chili Sandra ha impiegato un paio d'anni, ma alla fine ce l'ha fatta, usando sul fronte giusto la costanza che prima investiva nell'ingrassare.

Ciò che bisogna fare, dunque, è invertire la direzione di marcia, riversando la perseveranza con cui conduciamo uno stile di vita scorretto nel dimagrire (se siamo in sovrappeso), nell'irrobustirci (se siamo sottopeso), e in ogni caso nel mangiare in modo sano ed equilibrato. Pronti a cominciare? Accendiamo i motori.

Una cassetta degli attrezzi

Ora che avete deciso di fare il primo passo verso uno stile di vita che vi consenta di mantenere a lungo uno stato di salute e benessere, scommetto che non vorrete sbagliare. È quindi importante acquisire le informazioni necessarie per sapere che cosa mangiare e in quali quantità.

«Lo so già cosa dovrei mangiare!» affermano spesso i miei pazienti. Approfondendo il discorso, però, ho scoperto che l'educazione alimentare non è così diffusa come sembrerebbe: ho conosciuto persone secondo le quali "pasta in bianco" significa "condita con la panna" oppure "burro e formaggio"; altri sono convinti che l'olio, se aggiunto a fine cottura, non apporti calorie; altri ancora che la frutta non contenga zuccheri, quindi magari fanno merenda con un casco di banane, sicuri di aver consumato uno spuntino leggero. La mancanza di conoscenze porta a fare confusione su ciò che è giusto e ciò che è sbagliato, crea false credenze e falsi miti e induce spesso a intraprendere fallimentari diete improvvisate, che nel migliore dei casi non danno nessun risultato, mentre nel peggiore creano danni e scompensi all'organismo.

Considerate il resto di questo capitolo come una cassetta degli attrezzi: sono le informazioni fondamentali per regolare il vostro peso. Come è possibile farlo? In due modi:

- cambiando stile alimentare: per questo, nelle prossime pagine (e in appendice) troverete tutte le informazioni che vi serviranno per creare una dieta sulla base delle vostre reali esigenze;
- facendo attività fisica: che dobbiate dimagrire, mantenere il vostro peso oppure aumentare la massa magra, lo sport è fondamentale! Per questo la seconda parte del capitolo conterrà una serie di indicazioni sul movimento.

Prima di procedere, da medico quale sono non posso esimermi dal raccomandarvi di consultare innanzitutto il vostro dottore di fiducia: saprà aiutarvi a valutare la vostra situazione nel complesso e suggerirvi il miglior percorso da compiere per arrivare a essere in forma.

Perché perdiamo e prendiamo peso?

Quando parlo di alimentazione mi piace parlare di energia: gli alimenti, infatti, non sono altro che la "benzina" necessaria al nostro corpo per svolgere le sue funzioni. Va da sé che dobbiamo ingerire solo la benzina di cui abbiamo bisogno, non di più né di meno.

Il Primo principio della termodinamica, detto anche "principio di conservazione dell'energia", afferma: "L'energia non si crea né si distrugge, ma si trasforma". Se introduciamo più energia di quella necessaria, quindi, la quantità inutilizzata andrà ad accumularsi trasformandosi in tessuto adiposo, il più grande deposito di energia del nostro corpo. Se, al contrario, ne introduciamo di meno, consumeremo le riserve che il nostro corpo ha stoccato. Nel primo caso si dice che abbiamo un bilancio energetico positivo, nel secondo che abbiamo un bilancio energetico negativo, ovvero ciò che serve per dimagrire.

IL TESSUTO ADIPOSO

Apriamo una parentesi sulla natura del sovrappeso, accumulato da chi introduce più calorie di quante gliene servano. Che fine fanno quelle calorie? Vanno a formare tessuto adiposo, il deposito di tutto il surplus introdotto.

Il tessuto adiposo non è il male assoluto, in quanto svolge una serie di funzioni fondamentali per il nostro organismo: gli impedisce di disperdere il calore, è coinvolto nella formazione delle cellule ematiche, regola appetito e metabolismo e funge da riserva, consentendoci di disporre di risorse anche qualora dovessimo saltare qualche pasto. Per queste ragioni, un organismo sano è composto per il 10-15% da tessuto adiposo.

Ripercussioni sull'apparato muscolo-scheletrico a parte, un eccesso di tessuto adiposo (in particolare sull'addome) è correlato a un aumento del rischio cardiovascolare e allo sviluppo del diabete, oltre che a un generale stato infiammatorio. Esso predispone inoltre allo sviluppo di ipertensione e a una crescita dei valori del colesterolo "cattivo" (LDL).

L'unità di misura dell'energia che proviene dal cibo è la chilocaloria, comunemente chiamata caloria. Come dice la parola stessa, la caloria è stata a lungo l'unità di misura dell'energia termica e viene identificata come la quantità di calore necessaria per elevare da 14,5 °C a 15,5 °C la temperatura di 1 g di acqua distillata alla pressione atmosferica standard.[4] A partire dagli anni Sessanta, con l'introduzione del Sistema Internazionale delle unità di misura, la caloria è stata sostituita dal joule ed è tuttavia rimasta in vigore nel campo degli alimenti e della nutrizione, dove viene tradizionalmente utilizzata per indicare l'apporto energetico medio di una quantità specifica di un alimento. Se osservate l'etichetta di qualsiasi prodotto, con ogni probabilità troverete l'indicazione di quante chilocalorie apportano 100 grammi di quell'alimento.

Ragionando con le calorie è possibile calcolare l'apporto energetico medio di qualsiasi alimento: per questo motivo adoro tale approccio, che ci permette di essere precisi, di orientarci con sicurezza nel vasto mondo del cibo (sia quando ceniamo a casa sia quando ci troviamo di fronte al ricco buffet del locale dove stiamo prendendo l'aperitivo) e di non commettere errori, seppur in buona fede.

Il bilancio energetico

Abbiamo detto che per dimagrire sarà necessario avere un bilancio energetico negativo, mentre per ingrassare il bilancio dovrà essere positivo. Come? In due modi:

- riducendo l'apporto energetico in ingresso;
- incrementando il dispendio di energie.

In parole povere, dovrete ridurre le calorie della dieta e aumentare l'attività fisica. Non intendo solo l'attività sportiva, ma anche quella quotidiana: ignorare l'ascensore e fare le scale, lasciare l'auto in garage e andare a piedi o in bicicletta, per esempio, sono azioni che tutti possiamo compiere e che, oltre ad aiutarci a raggiungere il nostro scopo, concorrono ad abituarci a vivere in modo attivo.

Già immagino quanti di voi staranno sorridendo in questo momento, pensando che io abbia dato indicazioni ovvie. Questi consigli sono scontati? Certo! Ma quanti davvero li mettono in pratica? I numeri che ho citato a inizio capitolo parlano chiaro: la sedentarietà e la pigrizia sono una delle prime ragioni per cui le popolazioni occidentali sono in sovrappeso, nonostante abbiano a disposizione tutto ciò che serve per essere in forma, e vanno dunque combattute con ogni mezzo.

Tutte le statistiche affermano senza possibilità di dubbio che chi abbina a un corretto programma alimentare l'esercizio fisico ha maggiori probabilità di riuscita, non solo perché l'attività sportiva comporta un maggior dispendio calorico, ma perché crea consapevolezza: da una parte consente di apprezzare nell'immediato i benefici della perdita di peso (allenarsi con 10 e con 20 chili di troppo è ben diverso), dall'altra aiuta a maturare senso di responsabilità perché costa sacrificio, e si tende a cedere meno alle tentazioni quando si comprende che potrebbero vanificare i propri sforzi.

Al contrario, ha maggiori probabilità di fallire chi, per dimagrire, fa affidamento sulla sola alimentazione, e attende di raggiungere il peso desiderato seduto sul divano. Chi si comporta così in genere preferisce optare per una dieta fortemente restrittiva, senza considerare però che le diete che affamano o quelle monotematiche (la dieta del minestrone, dell'ananas e così via) rischiano di determinare situazioni carenziali anche pericolose e che qualsiasi dieta deve preservare il tessuto attivo del nostro organismo, quello che ci fa spendere energie, ovvero il tessuto muscolare. Regimi eccessivamente restrittivi, o privi del giusto apporto proteico, comprometterebbero il tessuto muscolare e, di conseguenza, finirebbero per ridurre il nostro consumo calorico. Una dieta dimagrante, invece, deve essere bilanciata e prevedere l'apporto di tutti i nutrienti nelle giuste proporzioni, con modesti deficit calorici, mai superiori alle 500 kcal, in relazione al fabbisogno del singolo individuo.

Per calcolare il vostro bilancio energetico (e capire quanto cibo incamerare) la prima informazione di cui dovete disporre è il vostro fabbisogno calorico: un numero che risponde alla domanda: "Di quanta energia ha bisogno il mio corpo?".

Il fabbisogno calorico si calcola in questo modo:

METABOLISMO BASALE + ENERGIA NECESSARIA PER SVOLGERE QUALSIASI ATTIVITÀ

Il metabolismo basale ci dice di quanta energia ha bisogno il nostro corpo per "rimanere acceso" ed espletare le funzioni essenziali alla sopravvivenza, come respirare, digerire e pompare sangue. Differisce in base all'età, al sesso, al peso e alla percentuale di massa magra, e rappresenta una quantità che generalmente varia dal 45 sino al 75% del consumo calorico totale. Una elevata percentuale di massa magra (ovvero massa muscolare) è fondamentale per avere un metabolismo basale elevato: ciò fa sì che l'attività fisica basata sull'utilizzo di pesi e sovraccarichi sia alla radice di qualsiasi allenamento volto a ridurre e mantenere bassa la massa grassa, e conservare il corpo tonico e atletico.

UNA MUSCOLATURA IN SALUTE, UN METABOLISMO BASALE AL TOP

Il muscolo è un tessuto attivo, che per svolgere le proprie funzioni ha bisogno di energia. Quanta? Diversi studi hanno risposto a questa domanda, quantificando il fabbisogno di ogni chilo di muscoli, a riposo, in 15-25 kcal al giorno. Di conseguenza, incrementando di 10 chili la nostra massa muscolare sarà possibile aumentare il metabolismo basale di circa 150-200 kcal al giorno.[5]

Se ci alleniamo, questa cifra crescerà ulteriormente: i muscoli, infatti, a seguito di un allenamento intenso attraversano una fase detta "turn-over proteico", durante la quale le proteine logorate vengono degradate e sostituite con altre, nuove. In questo momento di recupero, una muscolatura tonica e attiva consuma più kcal di una muscolatura fiacca e risicata.

L'energia necessaria per svolgere le attività può essere stimata invece in base a parametri standard, che tengono conto dell'attività fisica svolta e della tipologia di lavoro della persona.

Per calcolare il metabolismo basale vi suggerisco di utilizzare un'equazione detta "di Harris-Benedict", dai nomi dei due studiosi che la misero a punto.[6]

Per le donne, il metabolismo basale si calcola in questo modo:

655 + (9,5 × PESO IN KG) + (1,8 × ALTEZZA IN CM) – (4,6 × ETÀ)

Gli uomini, invece, dovranno fare riferimento a questa formula:

66,4 + (13,7 × PESO IN KG) + (5 × ALTEZZA IN CM) – (6,7 × ETÀ)

Facciamo un esempio. Una donna di 32 anni, alta 165 cm e del peso di 55 chili calcolerà il proprio metabolismo basale così:

655 + (9,5 × 55 KG) + (1,8 × 165 CM) – (4,6 × 32) = 655 + 522,5 + 297 – 147,2 =
1327,3 KCAL / GIORNO

Se questa sequenza di numeri vi ha intimorito, niente paura: online esistono numerosi siti gratuiti che consentono di calcolare il proprio metabolismo basale.

Il risultato che otterrete vi fornirà un valore orientativo del vostro metabolismo basale (MB). A quel punto, per stimare il vostro fabbisogno energetico complessivo vi basterà moltiplicare questa cifra per un numero che, convenzionalmente, indica il livello di attività che svolgete d'abitudine:

- poca o nessuna attività (estremamente sedentario, lavora seduto in ufficio, nessuna attività sportiva): MB × 1,2;
- non molto attivo (sedentario, lavora in ufficio, minima attività fisica 1-2 volte a settimana): MB × 1,375;

- moderatamente attivo (lavora anche in piedi, attività fisica 3-5 volte a settimana): MB × 1,55;
- attivo (lavora prevalentemente in piedi, percorrendo anche lunghi tragitti, come nel caso dei camerieri, si allena 6-7 volte a settimana): MB × 1,725;
- molto attivo (per esempio operaio edile o lavoratore agricolo, si allena 2 o 3 volte al giorno): MB × 1,9.

La protagonista del nostro esempio, la donna di 32 anni, che pesa 55 kg ed è alta 165 cm, con metabolismo basale di 1327,3, moderatamente attiva, avrà un consumo calorico globale di 2057,315.

Per perdere peso sarà dunque sufficiente creare un piccolo deficit (mai superiore alle 500 kcal), affinché il corpo faccia ricorso alle riserve. Un individuo con un consumo medio di circa 2400 calorie, portando il suo apporto a 2000 calorie creerebbe un deficit e permetterebbe così al suo corpo di perdere massa grassa: sarà quindi sufficiente ridurre del 20% l'apporto calorico richiesto per perdere gradualmente peso.

Al contrario, se il vostro obiettivo è aumentare la massa magra, potete decidere di creare un piccolo surplus (anche in questo caso, mai superiore alle 500 kcal), aumentando l'introito calorico del 20% del fabbisogno al giorno.

La distribuzione delle calorie

Appurato quanto dovete incamerare per raggiungere il vostro obiettivo, è il momento di scoprire come suddividere queste calorie.

Parlo di distribuzione delle calorie in due sensi:

- per pasti, ovvero quanto del fabbisogno è necessario incamerare nei vari momenti della giornata;

- per nutrienti, ovvero quanto del fabbisogno dovrà derivare da ciascun macronutriente.

Andiamo con ordine, cominciando dal primo punto: i pasti.

Di solito, ciascuno di noi fa cinque pasti al giorno: colazione, pranzo, cena e due spuntini, uno a metà mattina e uno a metà pomeriggio. Questa routine consente di non arrivare troppo affamati al pasto successivo (con la difficoltà nel trattenersi dall'assumere calorie in eccesso, magari provenienti da cibi confezionati, di rapido consumo), ma ci aiuta anche a evitare stanchezza e cali di attenzione (principio che sarà valido a maggior ragione se opterete per un regime alimentare con riduzione calorica).

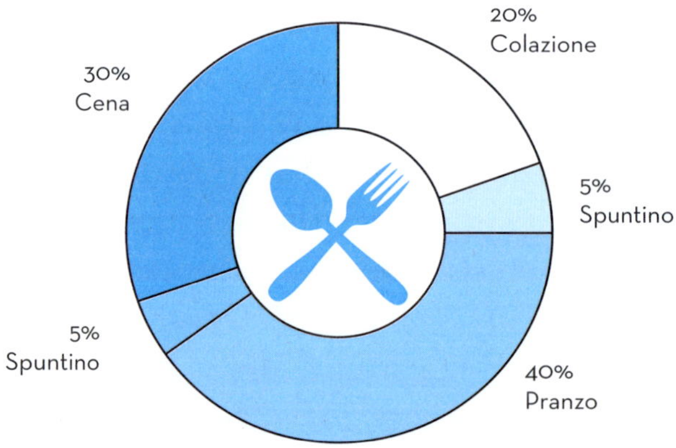

Un esempio di suddivisione possibile dell'apporto calorico è quello riportato nella figura, ovvero:

- 20% colazione;
- 5% spuntino di metà mattina;
- 40% pranzo;
- 5% spuntino di metà pomeriggio;
- 30% cena.

Ipotizzando quindi una dieta da 2000 kcal, esse sarebbero così ripartite:

- 400 kcal per la colazione;
- 100 kcal per lo spuntino di metà mattina;
- 800 kcal per il pranzo;
- 100 kcal per lo spuntino di metà pomeriggio;
- 600 kcal per la cena.

Posso capire che questo schema sembri un po' rigido, ma non è così: dal punto di vista del mero dimagrimento, infatti, ciò che realmente conta sarà comunque il bilancio energetico negativo, e di conseguenza il numero di pasti è la variante più elastica, plasmabile a seconda delle proprie esigenze fisiche, lavorative o sportive.

Se invece intendete prendere peso, vi consiglio di mantenere serrato il ritmo dei pasti: eviterete che crescano i livelli di un ormone, il cortisolo, che aumenta la glicemia utilizzando gli aminoacidi prodotti dal catabolismo del tessuto muscolare.

Passiamo ora al secondo punto, ovvero come suddividere le calorie in base ai macronutrienti. Secondo le linee guida per una sana alimentazione fornite dalla SINU (Società Italiana di Nutrizione Umana), per seguire un regime alimentare bilanciato dovreste assumere:

- dal 45 al 60% di glucidi;
- dal 25 al 35% di lipidi;
- 15% di protidi.

Dal momento che stiamo prendendo in considerazione sia la possibilità di dimagrire sia quella di prendere peso, seguendo diversi percorsi, ritengo opportuno segnalarvi la possibilità di assumere i macronutrienti in proporzioni differenti, secondo queste percentuali:

- dal 45 al 60% di glucidi;
- dal 25 al 30% di lipidi;
- dal 10 al 30% di protidi.

Quando mi capita di parlare in questi termini ripenso a Francesco, un paziente che cercò di convincermi in tutti i modi che la pasta non contiene zuccheri, e a Marisa, secondo la quale l'olio d'oliva, se extravergine, non contiene grassi.

Dal momento che quello della composizione degli alimenti è un discorso molto complesso, credo che valga la pena fare un breve ripasso di quali sono i macronutrienti e i micronutrienti, cioè le sostanze contenute negli alimenti, fondamentali per la crescita e il rinnovamento del nostro organismo, esaminando quale tipo di funzione svolgono.

I macronutrienti

I macronutrienti sono quattro:

- acqua;
- glucidi (carboidrati, cioè gli zuccheri);
- protidi (proteine);
- lipidi (grassi).

L'acqua è fondamentale per il funzionamento del nostro organismo: ben il 60% del nostro peso da adulti è dovuto all'acqua, un dato che ci fornisce la misura della sua importanza per lo svolgimento di processi vitali come la digestione, l'eliminazione delle scorie e la termoregolazione. Il fabbisogno giornaliero di acqua varia in base a una serie di fattori, come l'età (i neonati devono bere molto di più rispetto ai loro nonni, per esempio) e la temperatura esterna (quando fa molto caldo beviamo di più), ma anche l'alimentazione e l'attività fisica. L'American Society of Nephrology (Società Americana di Nefrologia) non consiglia di "bere tanto", quanto di mantenere costante la quantità di acqua nell'organismo, pareggiando entrate e uscite. Ogni giorno perdiamo tra i 600 e i 1000 ml d'acqua, fra vapore acqueo ed espirazione cutanea:[7] va da sé che dovremmo incamerarne di più, senza timore di incidere sulla suddivisione delle nostre calorie, perché l'acqua, diversamente da qualsiasi altra bevanda, non ne contiene.

Come si può evincere facilmente dalla suddivisione calorica riportata poco sopra, i glucidi (o carboidrati) sono la nostra principale fonte di energia, non solo per le attività giornaliere ma anche per le funzioni vitali; non sono altro che i temuti e adorati zuccheri, contenuti nella pasta, nel pane, nel riso, nei dolci e nella frutta. Delizia dei palati e croce di chiunque desideri mantenere il proprio peso forma, sono spesso assunti in eccesso oppure nel modo sbagliato, combinati con cibi poco indicati, finendo così per causare scompensi nel rapporto con gli altri macronutrienti. Evitare questi rischi non solo è possibile, ma anche semplice: basta disporre delle giuste informazioni; in questo caso, è sufficiente sapere cos'è l'indice glicemico.

L'indice glicemico è stato introdotto all'inizio degli anni Ottanta dal professor David Jenkins, dell'Università di Toronto. È un parametro che permette di classificare i cibi ricchi in carboidrati in base al loro effetto sulla glicemia, ovvero alla loro capacità di modificare, dopo il consumo, i livelli di glucosio nel sangue. Un indice glicemico basso (<50) è proprio dei carboidrati a lento assorbimento, e quindi a lento rilascio di glucosio nel sangue, mentre un indice glicemico alto (>70) implica un rapido assorbimento, e quindi alti picchi glicemici.[8]

Se il nostro quadro clinico non ci impone di monitorare la glicemia (come accade invece per esempio nel caso delle persone con diabete), perché dovremmo prestare attenzione all'indice glicemico? Perché picchi di glicemia, cioè repentini e significativi aumenti del livello di glucosio nel sangue, determinano il rilascio di grandi quantità di un ormone, l'insulina, che ha sì funzioni fondamentali (permette per esempio alle cellule di utilizzare gli zuccheri), ma esercita anche un'azione lipogenica: prende cioè gli zuccheri in eccesso e li trasforma in tessuto adiposo.

Qualsiasi percorso dimagrante dovrà quindi tener conto dell'indice glicemico degli alimenti assunti, dato che a parità di carboidrati un cibo con indice glicemico maggiore stimolerà la produzione di insulina e, banalmente, indurrà il nostro organismo a ingrassare.

INDICE GLICEMICO (IG) DI ALIMENTI FREQUENTEMENTE CONSUMATI CALCOLATO RISPETTO AL GLUCOSIO					
IG ALTO (≥70)		IG MEDIO (≤69 – ≥51)		IG BASSO (≤50)	
Glucosio	**100**	Grissini	69	Riso integrale	50
Patate bollite	96	Gnocchi di patate	68	Crakers	49
Riso brillato	89	Ananas	66	Marmellata di arance	48
Riso soffiato	87	Couscous	65	Pasta all'uovo	46
Miele di acacia	87	Melone (Cantalupo)	65	Succo d'arancia	46
Corn flakes	81	Muesli	64	Uva bianca	46
Pizza	80	Zucca	64	Biscotti d'avena	45
Pane senza glutine	80	Barretta di cereali	61	Muffin	44
Cereali in fiocchi al cioccolato	77	Biscotti secchi	61	Mandaranci	43
Pasta di riso senza glutine	76	Biscotti frollini	59	Fragole	40
Pane integrale	74	Kiwi	58	Mele	39

INDICE GLICEMICO (IG) DI ALIMENTI FREQUENTEMENTE CONSUMATI CALCOLATO RISPETTO AL GLUCOSIO					
IG ALTO (≥70)		**IG MEDIO (≤69 – ≥51)**		**IG BASSO (≤50)**	
Pane bianco	72	Spaghetti	58	Riso parboiled	38
Anguria	72	Saccarosio	58	Fagioli	37
Pane all'olio	72	Pane di segale	58	Ceci	36
Popcorn	72	Riso basmati	58	Carote	35
Banana	70	Patatine in busta	54	Orzo perlato	35
		Piselli	54	Albicocche	34
		Grano saraceno	54	Arancia	33
		Pasta ripiena (tipo lasagne)	53	Bastoncini di crusca	30
				Lenticchie	29
				Ciliegie	22
				Yogurt	19
				Latte intero	11
				Arachidi	7

Atkinson, F.S. et al., *International table of glycemic index and glycemic load values: 2008*, in "Diabetes Care", dicembre 2008; Foster-Powell, K. et al., *International table of glycemic index and glycemic load values: 2002*, in "The American Journal of Clinical Nutrition", luglio 2002; Brand-Miller, J.C. et al., *La rivoluzione del glucosio*, Milano, Fabbri Editori, 2005.

La tabella qui sopra riporta diversi esempi dei principali glucidi suddivisi per indice glicemico alto, medio e basso. Il limite di strumenti come questo è che non possono tenere conto della quantità di carboidrati contenuta in ogni alimento: l'anguria, è vero, ha un indice glicemico pari a 72, e quindi molto alto, ma poiché una fetta media (120 grammi) contiene solo 6 grammi di carboidrati, il suo impatto sull'incremento dell'insulina sarà minimo.

Possiamo tuttavia risolvere questo limite valutando il carico glicemico, cioè il prodotto tra indice glicemico e la quantità di carboidrati dell'alimento consumato diviso 100, un indicatore che ci fornisce la misura del reale impatto sul nostro corpo di ciò che mangiamo.

CARICO GLICEMICO = INDICE GLICEMICO × CARBOIDRATI / 100

Mentre l'indice glicemico indica solo la "qualità" dei cibi consumati, il carico glicemico, tenendo conto sia della "qualità" che della "quantità", ci dice quanto davvero gli alimenti sulla nostra tavola incidono sull'aumento del livello glicemico e, di conseguenza, sul rilascio di insulina.

La nostra fetta di anguria, dunque, a fronte di un indice glicemico alto ha un carico glicemico molto basso (4), poiché contiene solo 6 grammi di carboidrati. La pasta all'uovo invece, pur avendo un indice glicemico decisamente più basso (46) rispetto all'anguria, avrà un carico glicemico molto più elevato. Perché? Semplice: 120 grammi di pasta contengono 100 grammi di carboidrati, che presentano un carico glicemico di 46. Di conseguenza, la pasta ha sulla glicemia un impatto notevolmente superiore rispetto a quello dell'anguria.

I protidi, ovvero le proteine, sono macromolecole composte da aminoacidi, che costituiscono la base della nostra muscolatura. Sono coinvolte in una miriade di processi fondamentali per il nostro organismo, come quelli plastici (di rinnovamento dei tessuti, in quanto forniscono il necessario per la costruzione della nuova materia vivente) o quelli energetici (come la sintesi di zuccheri e lipidi). Costituenti degli enzimi, in questa veste si occupano di catalizzare le reazioni biochimiche essenziali al metabolismo.

Le proteine che assumiamo a tavola possono appartenere a due grandi categorie:

- proteine animali, contenute in uova, carne, pesce, latte e derivati;
- proteine vegetali, contenute principalmente nei legumi.

Al di là della natura dell'alimento che le apporta, le proteine differiscono le une dalle altre in base al loro valore biologico, un parametro che quantifica il loro contenuto di aminoacidi essenziali (quelli, cioè, che il nostro corpo non può produrre in autonomia, e deve quindi per forza assumere dall'esterno). Maggiore è il valore biologico di un cibo, maggiore è la qualità della proteina che esso contiene.

ALIMENTO	VALORE BIOLOGICO
Uova	100
Latte	91
Carne bovina	80
Pesce	78
Proteine della soia	74
Grano	54
Arachidi	43
Fagioli secchi	34
Patate	34

Valore biologico: rappresenta la quantità di azoto effettivamente assorbito e utilizzato al netto delle perdite urinarie, fecali, cutanee ecc. Una proteina che possiede un perfetto equilibrio tra aminoacidi assorbiti e tra aminoacidi ritenuti ha un valore biologico di 100.

Le proteine animali contengono tutti gli aminoacidi essenziali, ma combinando cibi di natura vegetale è comunque possibile assumere tutti gli aminoacidi di cui il nostro corpo ha bisogno; secondo la Società Italiana di Nutrizione Umana l'apporto proteico dei vegetariani risulta generalmente adeguato, mentre quello di chi segue una dieta vegana andrebbe invece bilanciato.[9] Chi approfitta della grande varietà di scelta offerta da cereali, legumi, semi e frutta secca riesce dunque ad approvvigionarsi del necessario: per fare un esempio, pensate a un classico della cucina italiana come "risi e bisi", riso e piselli, che riesce a coprire il fabbisogno di aminoacidi giornaliero del nostro organismo. Tuttavia, visto che per evitare pericolose carenze è necessario disporre di una quantità ingente di informazioni, le diete vegetariane o vegane dovranno essere seguite da persone esperte e sempre sotto uno stretto controllo nutrizionale.

Questo concetto è importante perché non è solo l'invecchiamento a causare una fisiologica riduzione della massa muscolare: anche le diete troppo povere di proteine ne determinano inevitabilmente una perdita. È invece importante assumere un adeguato apporto proteico perché le proteine, i "mattoni" alla base dei nostri muscoli, sono fondamentali per il mantenimento della nostra massa muscolare. Una massa muscolare ridotta ha ripercussioni sulle ossa (ne favorisce l'invecchiamento), sulla termoregolazione (il corpo fa più fatica a adattarsi alle variazioni di temperatura) e sul metabolismo: abbassando il dispendio energetico a riposo sarà più facile accumulare grasso addominale, con le conseguenze cui ho già accennato.

Infine, i lipidi sono i grassi, cioè i macronutrienti più demonizzati e temuti in assoluto. In realtà svolgono funzioni indispensabili per il nostro organismo: consentono l'assorbimento delle vitamine liposolubili, concorrono alla formazione delle membrane cellulari e sono i precursori di numerosi ormoni. Se consideriamo poi che le linee guida per una sana alimentazione raccomandano che qualsiasi dieta sia composta per più del 25% proprio da lipidi, non possiamo far altro che vederli per ciò che sono *in primis*: un'importante fonte di energia.

Per dare al nostro corpo tutto ciò di cui ha bisogno, senza subire gli "effetti collaterali" dei grassi, il segreto è assumere i lipidi giusti e nelle giuste quantità. Quali sono, dunque? Procediamo con ordine: ne esistono di due tipi, saturi e insaturi.

Gli acidi grassi saturi sono privi di doppi legami tra gli atomi di carbonio, sono meno digeribili e tendono ad aumentare il livello di colesterolo; sono contenuti in cibi di origine animale, come latte, uova, formaggi e carne, dunque li troviamo per esempio nel burro, nello strutto e negli insaccati. Sino a pochi anni fa il loro consumo era assolutamente sconsigliato, perché si riteneva fossero concausa di tante patologie cardiovascolari, del diabete e di certi tipi di tumori. Di recente alcuni studi hanno sostenuto che l'assunzione di questi lipidi non sia poi così dannosa; questo tuttavia non risolve la problematica principale di coloro che assumono grassi saturi, ovvero l'impossibilità di usufruire dell'azione protettiva tipica degli acidi grassi insaturi. Questi ultimi contengono uno o più legami tra le molecole di carbonio, sono più agevoli da digerire e possiedono numerose proprietà fondamentali per il nostro organismo.

I GRASSI IDROGENATI

Non ho citato prima questa tipologia di grassi perché non si trovano in natura, ma sono il frutto artificiale di un processo utilizzato nell'industria alimentare per produrre grassi solidi a partire da grassi vegetali liquidi, come gli oli. Il prodotto più conosciuto di questo processo, chiamato idrogenazione, è la margarina, tuttavia capita che nella produzione di cibi preconfezionati l'industria si avvalga talvolta anche di oli "solo" parzialmente idrogenati.

L'idrogenazione è molto vantaggiosa per le industrie alimentari poiché consente di ottenere un prodotto a costo inferiore e meno deteriorabile rispetto ai grassi solidi di origine naturale, con il risultato però di rendere le sostanze altamente dannose: i grassi idrogenati sono infatti correlati a un notevole incremento del rischio cardiovascolare. Vi invito dunque a eliminarli del tutto dalla dieta, insieme ai cibi preconfezionati che li contengono.

Sono insaturi i grassi di origine vegetale (per esempio quelli che si trovano nell'olio d'oliva o di mais) e alcuni di quelli contenuti nel pesce (come salmone o sgombro). Si distinguono a loro volta in monoinsaturi e polinsaturi, a seconda della presenza di uno o più legami tra le molecole.

Fanno parte di questa famiglia i "famosi" acidi grassi omega-3 e omega-6, definiti essenziali perché, proprio come alcuni aminoacidi, il nostro corpo non può produrli e dobbiamo quindi introdurli attraverso la dieta. Gli omega-3 e gli omega-6 sono importantissimi per il nostro corpo: regolano la funzionalità dei tessuti, sono indispensabili per lo sviluppo cerebrale ed esercitano una potente funzione antinfiammatoria.

Come avrete intuito, sarebbe bene che fossero proprio questi ultimi a costituire la nostra prima scelta, quando ci apprestiamo a decidere quali lipidi portare in tavola: anche se la ricerca scientifica ha in parte assolto i grassi saturi, essi non presentano comunque le proprietà benefiche tipiche invece dei grassi insaturi.

Grassi e oli	Lipidi totali	ACIDI GRASSI Saturi	Mono-insaturi	Polin-saturi
Burro	83,4	52	21	3,1
Strutto	99	40	48	9,2
Lardo	99	48	37,7	7,4
Margarina	84	50	23	11
Olio di oliva	100	17,2	72,9	9,9
Olio di semi di arachidi	100	19,5	52,5	26,4
Olio di semi di mais	100	31,3	20,7	47,2
Olio di semi di soia	100	15,8	23,5	59,7
Olio di semi di girasole	100	7,5	34	58
Olio di cocco	100	91,2	7,5	0,75

ALIMENTI RICCHI DI OMEGA-3
Valori per 100 g di parte edibile

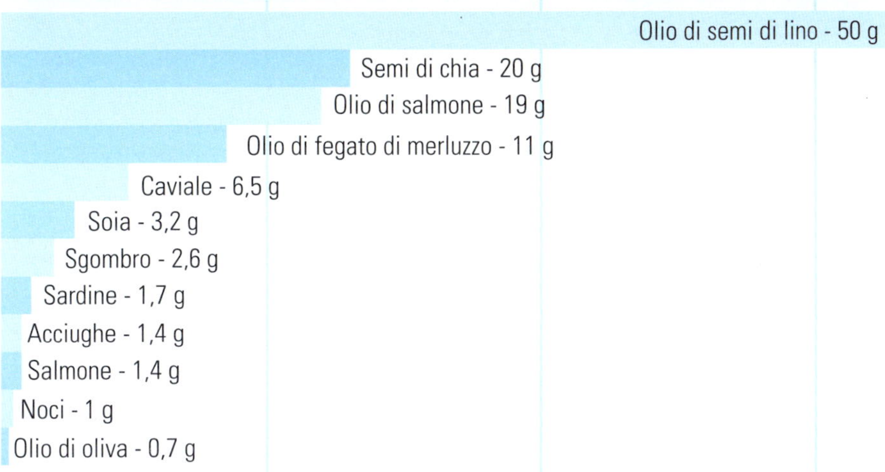

I micronutrienti

I micronutrienti sono vitamine, minerali e oligoelementi: sostanze fondamentali per il buon funzionamento dell'organismo e che, udite udite, non apportano calorie. Per questa ragione capita che spesso si suggeriscano diete che se ne disinteressano, concentrandosi esclusivamente sui macronutrienti. Questo approccio però finisce per creare surplus calorici e deficit dei micronutrienti, cosa che non dovrebbe accadere. Io preferisco ragionare al contrario, ovvero mettere al primo posto i micronutrienti, considerando fondamentali i cibi che li forniscono, e solo successivamente prestare attenzione all'apporto calorico e alla corretta combinazione dei macronutrienti.

NOME	FUNZIONE	FONTE
Sodio	Regolano la pressione sanguigna, partecipano agli scambi della membrana cellulare	Sale da cucina, molti alimenti
Potassio		Frutta secca, frutta disidratata, avena, cioccolato
Calcio	Aiutano lo sviluppo di ossa e denti, la coagulazione del sangue e il funzionamento di muscoli e nervi	Latte e derivati, uova, mandorle (in generale tutta la frutta secca)
Fosforo		Pollo, pesce, cereali integrali
Ferro	Aiuta la crescita dei muscoli, costituisce l'emoglobina	Fegato, carne rossa, tuorlo, legumi, noci
Magnesio	Favorisce la produzione di proteine	Carne rossa, patate, verdure, cereali
Iodio	Regola il funzionamento della tiroide	Pesce, frutti di mare
Selenio	Previene la morte delle cellule del fegato e la degenerazione cellulare	Pesce, carne, cereali

NOME	FUNZIONE	FONTE
Vitamina A	Protegge il sistema immunitario e gli occhi, mantiene la pelle sana, esercita una funzione antiossidante	Frutta e verdura di colore giallo/arancione, frutta secca (soprattutto nocciole), derivati del latte e uova
Vitamina B	Protegge il sistema immunitario, è coinvolta nel metabolismo di zuccheri e grassi, favorisce la produzione di energia	Carne, frutta secca, legumi, verdure a foglia verde, cereali integrali
Vitamina C	Fondamentale nella formazione del collagene e per il buon funzionamento del sistema immunitario, esercita una funzione antiossidante ed è coinvolta nell'assorbimento del ferro	Frutti rossi, agrumi, peperoni, verdure appartenenti alla famiglia delle crocifere
Vitamina D	È fondamentale per la salute di ossa e denti	Pesce azzurro, tuorlo, formaggi
Vitamina E	Protegge dai radicali liberi e dalle infiammazioni, rafforza il sistema immunitario	Verdure a foglia verde, frutta secca, avocado e oli vegetali
Vitamina K	Gioca un ruolo nella coagulazione del sangue e nel metabolismo osseo	Verdure a foglia verde, crucifere, legumi, tuorlo, olio di semi di girasole

Gli alimenti non sono tutti uguali

"Dottore, è tutto molto interessante, ma quindi cosa devo mangiare?" vorreste chiedermi ora. E avreste ragione, perché dal fruttivendolo o al supermercato difficilmente troverete i cibi etichettati in base al loro contenuto in termini di macro e micronutrienti.

Prima di uscire a fare la spesa, però, è necessario fare spazio nella dispensa.

Il primo passo per riuscire a seguire con costanza un regime alimentare sano e bilanciato è liberare la vostra casa dal cibo spazzatura, cioè tutti i cibi preconfezionati di provenienza industriale, bombe caloriche cariche di zuccheri semplici, grassi idrogenati e conservanti, che forniscono quantità enormi di energia anche per porzioni ridotte. Sto parlando delle merendine, delle patatine, delle bibite zuccherate, ma anche dei piatti pronti cui magari avete ceduto per mancanza di tempo ma che, a lungo andare, vi costeranno ben più dei pochi minuti che spendereste per preparare qualcosa di fresco. Numerosi studi attestano, per esempio, la correlazione tra il consumo di cibi processati e l'aumento del rischio di cancro.

Comprendo che cedere alla tentazione del "già pronto" sia molto facile: "Solo per oggi" ci diciamo. Peccato però che ogni giorno sia un nuovo "oggi", ventiquattro ore piene all'inverosimile, come le precedenti e quelle prima ancora. La scarsità di tempo – all'origine del boom degli alimenti preconfezionati – è un problema diffusissimo: per le nostre nonne sarà stato sicuramente più facile preparare in casa cibi sani, possiamo ripetercelo anche allo sfinimento, ma se vogliamo tornare in forma non abbiamo scelta.

Vi prego di considerare che lo sforzo maggiore dovrete farlo per superare la convinzione di non avere tempo. Nella pratica, l'impatto sulla vostra routine sarà minimo: si tratta più che altro di cambiare mentalità, di abituarsi a fare diversamente la spesa e a prepararsi da sé (ci vogliono davvero pochi minuti!) pasti semplici, che avranno più gusto rispetto a quelli confezionati.

Facciamo un esempio: la colazione. Chi la fa in casa (ed è già un elemento positivo) generalmente beve un caffè o un tè e mangia qualcosa di preconfezionato: biscotti, fette biscottate, una merendina.

«Ma sono integrali!» ribattono di solito i miei pazienti quando provo a mettere mano alle loro abitudini mattutine. Li capisco: vista la crescente attenzione nei confronti della salute a tavola di numerosi consumatori, siamo bombardati da pubblicità che ci vogliono vendere come "sani" prodotti che, a tutti gli effetti, non lo sono.

I biscotti integrali che contengono per circa il 40% cereali integrali, che hanno come secondo ingrediente zucchero e dolcificanti e come terzo i fiocchi d'avena (per il 14,5%) non sono integrali: chi li compra in buona fede finirà per mangiare una spruzzata di farine integrali all'interno di un cibo spazzatura. Quando le etichette presentano percentuali misteriose bisogna insospettirsi, perché gli ingredienti vengono elencati in ordine di quantità: come minimo, quei biscotti avranno il 20% di zucchero aggiunto!

Non dico che l'industria alimentare rappresenti il demonio, semplicemente non possiamo pretendere che lavori per il benessere al nostro posto. So però che se vogliamo ottenere un determinato risultato dobbiamo agire in maniera coerente, quindi per colazione ci prepareremo una ciotola di yogurt greco con l'avena o altri cereali integrali acquistati al naturale, arricchiremo con un po' di frutta secca e fresca e ci godremo un'esplosione di sapore e di salute.

Ora, senza scuse, recatevi in cucina ed eliminate tutto ciò che è preconfenzionato, senza eccezioni. Non ha senso tenere le merendine "per i bambini" quando sarete i primi a non mangiarle perché non fanno bene: siete davvero convinti di offrire ai vostri figli qualcosa che sapete essere pieno di grassi idrogenati, zuccheri semplici e conservanti? Io credo di no.

Ripulita la dispensa, è il momento di riempirla con cibi sani, ricchi di principi nutritivi: è ora di andare a fare la spesa!

Fare la spesa

I supermercati sono luoghi di perdizione, organizzati per stimolare il cliente all'acquisto impulsivo di prodotti spesso inutili o dannosi per la sua salute. Per questa ragione, quando andate al supermercato dovrete farlo con una lista della spesa dettagliata e stare all'erta in modo da non acquistare nulla, assolutamente nulla al di fuori di essa. Quando arrivate alla cassa, comportatevi come se aveste una benda sugli occhi: siete nel punto in cui vengono accatastate tutte le minuzie più accattivanti. Suona un po' dittatoriale, me ne rendo conto, ma dovete pensare di aver ragionato sulla lista in maniera lucida, nella tranquillità della vostra casa, lontano dalle iperstimolazioni sensoriali del supermercato; tra le corsie, invece, sarà molto facile cadere in tentazione (o nelle vecchie abitudini) e far scivolare nel carrello qualcosa che con il vostro nuovo regime alimentare c'entra poco o addirittura niente.

Prima di approfondire il contenuto della vostra lista, ci tengo a darvi due consigli da tenere a mente quando varcherete le porte del supermercato:

1. non andate mai a fare la spesa se siete affamati: ignorare quel pacchetto di schiacciatine o di patatine al formaggio rischia di diventare una vera impresa!
2. leggete sempre con attenzione etichette e tabelle nutrizionali di ciò che acquistate:

- gli ingredienti vengono presentati in ordine decrescente in relazione alle quantità presenti nell'alimento, di conseguenza le prime voci saranno quelle che davvero compongono il cibo che avete tra le mani. Se per esempio cercate un pane integrale, prima di mettere nel carrello una confezione sulla quale la parola "integrale" compare dieci volte verificate l'etichetta: può capitare che il primo ingrediente non sia la farina integrale e, in tal caso, riponete il pane sullo scaffale e guardate oltre. Allo stesso modo, se tra i primi ingredienti di un cereale trovate lo zucchero, lasciate stare e cambiate prodotto;

- più la lista degli ingredienti è corta, meno l'alimento è processato, e di conseguenza più sano e più adatto al vostro scopo;
- verificate sempre con attenzione il quantitativo di grassi e di zuccheri:
  - grassi: per 100 grammi di prodotto, consideriamo basso il contenuto di grassi se è al di sotto del 5% (pesce e carni magre, yogurt greco), lo consideriamo moderato se va dal 5% al 20% e alto oltre il 20%. In ogni caso, di tali grassi è fondamentale la natura: come anticipato, sono da preferire i grassi insaturi, come l'olio extravergine d'oliva, quello di girasole e di mais, quelli contenuti nell'avocado e nella frutta secca; sono da ridurre al massimo i grassi saturi ed è proprio da evitare il consumo di acidi grassi idrogenati, come la margarina;
  - zuccheri: per 100 grammi di prodotto, consideriamo basso il contenuto di zuccheri se è al di sotto del 2%, moderato se va dal 2% al 10% ed elevato oltre il 10%. Attenzione ai dolcificanti: non sempre sull'etichetta vedremo proprio la parola "zucchero", al suo posto potremmo trovare "sciroppo di mais", "destrosio", "maltosio", "glucosio", "saccarosio", "fruttosio" o "miele".

La lista della spesa

Eccoci finalmente al cuore del capitolo: gli ingredienti base che vi suggerisco di acquistare per seguire un adeguato regime alimentare. La vostra lista della spesa dovrà basarsi sull'acquisto esclusivo di materie prime (nulla di preconfezionato, precotto o preparato in maniera industriale).

Lista della spesa

Frutta:

- banana
- pera
- kiwi
- pompelmo
- anguria
- melone
- mela
- ananas
- frutti di bosco
- e così via, in base alla stagionalità dei prodotti.

Verdura:

- carote
- broccoli
- pomodori
- cetrioli
- cipolle
- peperoni
- zucchine
- verdura a foglia larga
- mais in scatola (al naturale)
- e così via, in base alla stagionalità dei prodotti.

Carboidrati:

- pasta integrale
- pane integrale
- riso integrale
- patate
- avena
- couscous
- quinoa.

Proteine:

- uova
- carni magre
- pesce
- pesce in scatola (meglio al naturale, poi aggiungerete l'olio)
- legumi
- yogurt al naturale e yogurt greco 0-5%
- latte scremato o parzialmente scremato
- fiocchi di latte
- tofu.

Grassi:

- olio extravergine d'oliva
- frutta secca al naturale
- avocado
- burro d'arachidi al naturale.

Scegliete gli alimenti all'interno di questa lista, variando il più possibile e ovviamente abbracciando tutte le classi di macronutrienti, al fine di non creare squilibri e situazioni carenziali.

Come vedete, ho indicato gli alimenti come appartenenti a una sola classe di macronutrienti benché non sia esattamente così: i cibi sono composti da più di un macronutriente (per esempio contengono sia carboidrati sia proteine, oppure sia proteine sia grassi) ma, tranne i casi che vedete evidenziati a seguire, le percentuali del secondo macronutriente sono talmente basse da poter essere considerate irrilevanti. Per qualsiasi dubbio potete consultare la tabella poco più avanti, che riporta anche un'indicazione generale dell'apporto proteico per ogni 100 grammi di carboidrati, proteine e grassi.

CARBOIDRATI	CARBOIDRATI / PROTEINE	PROTEINE	PROTEINE / GRASSI	GRASSI
4 kcal per 1 g fornisce energia		4 kcal per 1 g creazione tessuti		9 kcal per 1 g assorbimento
Patate	Fagioli	Proteine isolate	Tuorlo	Avocado
Pane	Quinoa	Pollo	Formaggio	Olio d'oliva
Pasta	Piselli	Albume d'uovo	Salmone	Olive
Riso	Latte scremato	Tacchino	Bacon	Semi di chia
Frutta		Tonno	Manzo	Frutta secca
Cereali		Merluzzo		Arachidi
Couscous		Gamberetti		Semi di lino
Verdura		Alici		Olio di cocco
Avena				
Zucchero				

In linea generale sappiamo che 1 grammo di carboidrati apporta circa 4 kcal, che 1 grammo di proteine apporta circa 4 kcal e che 1 grammo di grassi apporta circa 9 kcal.

Per semplificare, riporto di seguito alcune tabelle che indicano le principali fonti di carboidrati, di proteine e di grassi da utilizzare nella dieta, con l'indicazione del loro apporto calorico per 100 grammi di alimento.

ALIMENTO	KCAL (100 g)	QUANTITÀ DI CARBOIDRATI (100 g)
Riso integrale	350	74,1
Pasta integrale	347	66,2
Patata	77	16
Pane integrale	251	44
Avena	367	66,5
Muesli senza zuccheri	365	63

ALIMENTO	KCAL (100 g)	QUANTITÀ DI CARBOIDRATI (100 g)
Banana	96	20,8
Mela	55	11
Anguria	18	4,5
Melone	25	6
Pera	54	11,7
Uva bianca	68	16
Pesca	52	10,3

ALIMENTO	KCAL (100 g)	QUANTITÀ DI PROTEINE (100 g)
Petto di pollo	113	20,6
Petto di tacchino	105	24
Carne di manzo	131	18,6
Uova	162	12,6
Albume	49	11
Tonno al naturale	99	25
Pesce bianco	92	18
Pesce azzurro	157	18
Formaggio fresco magro	68	10,5
Proteine in polvere	386	92

ALIMENTO	KCAL (100 g)	QUANTITÀ DI GRASSI (100 g)
Olio extravergine d'oliva	899	99,9
Mandorle	610	54
Pistacchi	603	51
Noci	649	62,5
Tuorlo d'uovo	353	32
Avocado	233	23,5

Una volta fatta la spesa, non vi resta che comporre i vostri piatti. Come?

Secondo la T.H. Chan School of Public Health dell'Università di Harvard[10] ogni piatto che portiamo in tavola dovrebbe essere così suddiviso:

- 50% tra verdura e frutta, il cui apporto calorico è trascurabile (con alcune eccezioni, per esempio la banana), mentre è enorme nell'ambito dei micronutrienti. Vi raccomando di variare spesso, sia in termini di qualità sia in termini di colore (verdure e frutti di colori diversi, infatti, apportano micronutrienti diversi);
- 25% di carboidrati, nel nostro caso cereali integrali: in questa sezione rientrano pasta e riso integrali, ma anche cereali in chicchi come l'orzo e il farro, oppure grano saraceno e quinoa. Cercate di limitare l'apporto di cereali raffinati, che hanno un carico glicemico decisamente superiore;
- 25% di proteine, preferibilmente pesce azzurro, legumi, formaggi magri (come la feta) e freschi (per esempio la ricotta). Da limitare la carne rossa, le carni conservate, i formaggi a media e lunga stagionatura, vista la correlazione con l'aumento di patologie cardiovascolari.

I grassi dovranno essere aggiunti al piatto sotto forma di oli vegetali sani (l'olio extravergine d'oliva lo è, ma anche l'olio di semi di mais, di girasole, di arachidi e così via), di frutta secca (da consumare magari come spuntino) e di avocado.

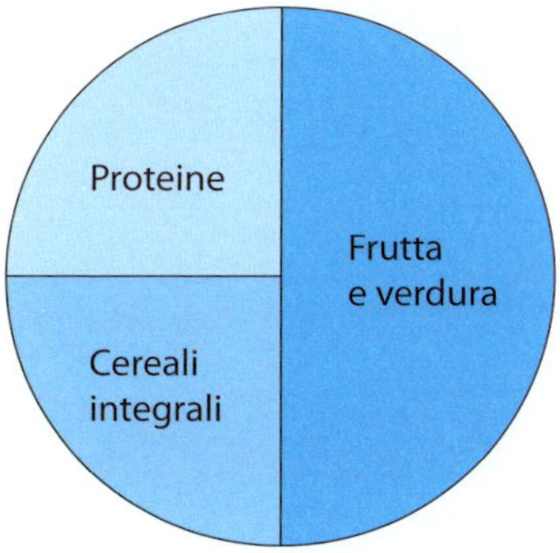

In pratica

Dovrete pescare gli ingredienti per comporre i vostri pasti dalla lista della spesa, tenendo bene a mente che ciascun piatto dovrà contenere il 50% di verdura/frutta, il 25% di proteine e il 25% di carboidrati.

Le quantità dipenderanno dal tipo di dieta che seguirete: non è vero che chi intende dimagrire dovrà mangiare solo lattuga scondita, mentre chi sta prendendo peso deve ingozzarsi di hamburger e patatine! Queste due persone, tendenzialmente, dovrebbero mangiare le stesse cose (piatti sani e bilanciati in termini di micro e macronutrienti), regolando però l'apporto calorico in base al proprio obiettivo. In sostanza, chi ha necessità di dimagrire mangerà di un determinato piatto una porzione ridotta, perché deve incamerare un apporto calorico leggermente inferiore al suo fabbisogno, mentre chi deve "ingrassare" aumenterà le porzioni per assumere il surplus di cui ha bisogno.

Nell'appendice troverete un percorso in base al quale fotografare la vostra situazione attuale e, una volta individuato il vostro obiettivo, calcolare il vostro fabbisogno calorico e stabilire il deficit o il surplus per raggiungerlo. A quel punto potrete consultare un esempio di dieta, che vi inviterò a adattare alle vostre personali esigenze con l'ausilio delle tabelle alimentari riportate alle pagine 48-50. A costo di sembrare un disco rotto, ci tengo a ripetervi che prima di compiere un passo in qualsiasi direzione penso che sia opportuno che consultiate il vostro medico oppure un nutrizionista, con il quale magari raffinare ulteriormente il percorso verso il benessere.

Consigli per godersi la tavola senza stress

Mangiate lentamente: sembra banale, ne sono consapevole, ma mangiare lentamente è davvero fondamentale per la vostra salute e per la vostra dieta.

Masticare bene e tanto, introducendo un boccone di medie dimensioni ogni 30 secondi, migliora la digestione: *in primis* perché il processo digestivo inizia in bocca, poi perché un'adeguata masticazione permette allo stomaco di ricevere un bolo maggiormente aggregabile dai succhi gastrici.

Mangiare a ritmo rilassato, inoltre, induce a dimagrire avvertendo meno il senso di privazione: lo stimolo della sazietà raggiunge infatti il cervello circa 20 minuti dopo l'inizio del pasto, di conseguenza rallentare l'assunzione di cibo fa sì che avvertiamo il segnale prima di aver svuotato il frigorifero. Masticare piano, inoltre, influendo positivamente sui livelli di glucosio e di insulina, oltre che di colecistochinina (il cosiddetto "ormone della sazietà") e di grelina (l'ormone responsabile dell'aumento del senso di fame), permette di sentirsi sazi a lungo: uno studio sperimentale eseguito dal dipartimento di Food Science and Human Nutrition della Iowa State University nel 2012 e pubblicato sul "British Journal of Nutrition"[11] ha dimostrato che chi mastica il cibo un maggior numero di volte tende a consumare una quantità inferiore di cibo lontano dai pasti.

Quando vi capiterà di mangiare fuori casa, niente panico: come prima cosa, ordinate delle verdure. Se siete fuori con gli amici per un aperitivo, fate man bassa di tutte le carote crude e i gambi di sedano: vi aiuterà a resistere al richiamo di nachos e patatine fritte. Cercate di scansare alimenti processati e bevande zuccherate: sono bombe caloriche, imbottite di grassi e zuccheri semplici. Alcuni studi pubblicati hanno evidenziato una correlazione lineare tra il consumo di questa tipologia di cibi e l'aumento dell'obesità. Nel 2018, poi, uno studio pubblicato sul "British Medical Journal" ha concluso che questi cibi incrementano il rischio complessivo di cancro: evitiamoli senza se e senza ma!

Ordinate tra i piatti che vi piacciono presenti sul menu quello con pochi e semplici ingredienti e chiedete di poter avere i condimenti a parte, in modo da essere voi a decidere quanto condire, in base alle informazioni di cui disponete.

Se optate per un secondo piatto, ricordate che la modalità di cottura migliore è quella alla piastra. Cercate invece di evitare i fritti.

Quanto ai dolci, è preferibile scegliere quelli a base di frutta. Ancor meglio, potete proporre ai commensali di condividerli.

Inutile che vi dica che il consumo di alcolici va ridotto al minimo: cercate di bere acqua (con o senza gas, non fa alcuna differenza).

Infine, godetevi la vostra cena: state imparando a prendervi cura del vostro corpo, siatene felici!

Benvenuta massa magra!

Ho scritto in precedenza che ha maggiori probabilità di riuscita nel raggiungimento del suo obiettivo di benessere chi, a una dieta bilanciata, abbina una regolare attività fisica, muovendosi tutti i giorni ma anche facendo sport. Questo non solo perché lo sport aumenta il nostro dispendio calorico, ma anche perché ci responsabilizza, rendendo più facile seguire un piano alimentare corretto. Chi di noi, infatti, vorrebbe buttare alle ortiche i sacrifici fatti in palestra?

Qualsiasi sia l'obiettivo in termini di peso, l'attività fisica dovrà essere mirata comunque ad aumentare la massa magra, cioè i muscoli, e a ridurre la massa grassa. Per questa ragione, soprattutto all'inizio, potrebbe capitarvi di osservare che il peso rimanga costante, in particolare nei casi in cui la quantità di massa grassa non era eccessiva. Non abbiate paura: state ugualmente migliorando la vostra forma fisica. Semplicemente, il cambiamento sarà più evidente misurando la circonferenza addominale, piuttosto che salendo sulla bilancia.

È opinione comune che per perdere peso si debba fare il giro del mondo sul tapis roulant o correre il Tour de France sulla cyclette, passando ore e ore a camminare e pedalare come criceti sulla ruota. Niente di più sbagliato! Innanzitutto, noia e monotonia sono la prima causa di fuga dalle palestre, e noi non vogliamo fuggire, ma nemmeno soffrire come dannati in un girone dantesco. In secondo luogo, dedicare tanto tempo alla medesima attività fa sì che l'intensità dell'allenamento si riduca e, di conseguenza, anche il numero di calorie che consumeremo, a causa dell'adattamento corporeo. In sostanza, se pratichiamo la stessa attività per un lungo periodo il nostro corpo si "adatta" e utilizza meno energia, bruciando sempre meno calorie.

Come deve essere quindi l'allenamento atto a bruciare calorie? Intenso. Questo perché studi scientifici attestano che, a parità di calorie bruciate per singolo allenamento, un training intenso determina un consumo calorico prolungato per svariate ore in seguito alla cessazione dell'attività fisica. L'EPOC (Excess Postexercise Oxygen Consumption), ovvero il consumo di ossigeno nelle ore successive alla sessione in palestra, aumenta infatti all'aumentare dell'intensità dell'allenamento. E insieme a lui aumenta il dispendio calorico.

Con "allenamento intenso" si intende una sessione di training di durata non superiore ai 90 minuti, caratterizzata dall'alternanza di diverse attività. In genere prevede:

- una fase di riscaldamento e di stretching globale (5 minuti);
- una fase di lavoro sovraccarico (al massimo 60 minuti), con pesi, elastici, TRX o a corpo libero, fondamentale per aumentare la massa magra e, di conseguenza, il metabolismo basale, permettendovi di bruciare più calorie a riposo. Inoltre, coinvolgendo le grandi masse muscolari (cioè i glutei e gli arti inferiori), questo lavoro vi consentirà di bruciare notevoli quantità di calorie in tempi relativamente brevi;
- allenamento aerobico (20-30 minuti) sul tapis roulant, sulla cyclette o sullo step, che aumenterà il vostro battito cardiaco e favorirà l'allenamento del cuore, che, vale la pena ricordarlo, è un muscolo.

HO LA PANCIA: FACCIO GLI ADDOMINALI!

Quante volte avrete sentito dire questa frase (o l'avete pronunciata voi stessi)! In realtà, pensare di perdere la pancetta allenando solo gli addominali è il metodo migliore per conservarla.

Che sia localizzato sull'addome, nella regione dei glutei o in qualsiasi altro distretto del corpo, il grasso è sempre un deposito energetico. Se paragonassimo i gruppi muscolari a ciò che consuma energia in una casa, gli addominali potrebbero essere la luce rossa della televisione quando è in stand-by. Quanto ci metterebbe quella lucina a consumare tutta l'energia necessaria per smaltire i depositi in eccesso? Probabilmente un tempo che tende all'infinito. Per velocizzare il processo, conviene attivare qualcosa che necessiti di molta più energia per fare il suo lavoro, come la caldaia o il termosifone. Il che, tradotto in termini di gruppi muscolari, ci porta a gambe e glutei, il cui allenamento ci "costa" un grande dispendio calorico.

È consigliabile allenarsi non più di 3-4 volte alla settimana per non sottoporre il corpo a uno stress eccessivo, in particolare qualora si stesse seguendo un regime alimentare a ridotto apporto calorico.

Chi è fuori allenamento e non ha dimestichezza con gli esercizi da eseguire in palestra, poi, dovrebbe tenere presente che non si può sperare di entrare in palestra e diventare Schwarzenegger nel giro di un paio di sessioni: è ragionevole supporre che anche il buon Arnold non sia nato così, ma che abbia avuto una piramide di crescita… Il nostro corpo ha bisogno di tempo per metabolizzare il cambiamento, quindi è consigliabile aumentare intensità e frequenza dell'allenamento in maniera graduale e progressiva. Questo vi consentirà di evitare gli infortuni e lo sconforto di restare senza fiato dopo soltanto pochi minuti.

Il circuito

La metodologia più efficiente per perdere peso incrementando la massa magra è quella del circuito, ovvero del seguire una scaletta predeterminata di esercizi senza languire durante i tempi morti tra un esercizio e l'altro (i quali invece dovranno essere utilizzati solo per recuperare). In questo modo sarà possibile mantenere una frequenza cardiaca moderatamente elevata in maniera costante.

Vale la pena prediligere esercizi multiarticolari, che coinvolgano soprattutto le masse muscolari maggiori (muscolatura degli arti inferiori e glutei, come abbiamo detto), aumentando al massimo il dispendio calorico, intervallandoli con esercizi che sollecitino le masse muscolari minori (muscolatura del tronco e degli arti superiori). In questo modo sarà possibile non solo prendere fiato mantenendo comunque elevata la frequenza cardiaca, ma anche arrivare ad avere un corpo proporzionato e armonioso. Al termine del circuito, poi, vi aspetta una sessione aerobica.

Di seguito vi propongo diversi tipi di circuito:

- uno da eseguire a casa, pensato per chi non ha il piacere o la possibilità di frequentare una palestra. Si tratta di una tipologia di alle-

namento altrettanto efficace, che necessita di poco spazio e che consentirà anche a chi ha poco tempo di tenersi in esercizio;
- due da eseguire in palestra, con l'ausilio di attrezzi e macchine specifiche.

A casa

Il circuito casalingo che vi propongo può essere eseguito ovunque (in soggiorno, al parco, in una camera d'albergo…) con l'ausilio di elastici o manubri, oppure a corpo libero.

Generalmente consiglio di acquistare pochi oggetti (un tappetino, un paio di manubri e un elastico): costano una manciata di euro ma danno la possibilità di eseguire un numero pressoché illimitato di esercizi, variando così sempre l'allenamento.

Qualche indicazione di base:

- il circuito dovrà essere ripetuto 3-4 volte, a seconda del livello di allenamento;
- ogni esercizio dovrà essere ripetuto tra le 12 e le 15 volte;
- tra un esercizio e il successivo recuperate al massimo per 20 secondi, per non ridurre l'intensità dell'allenamento;
- al termine di ogni circuito potete riposare 2-3 minuti, a seconda delle esigenze.

L'esecuzione degli esercizi qui suggeriti è descritta in maniera dettagliata alle pagine 105-120; vi suggerisco di consultarla con attenzione prima di cominciare.

Dopo una breve sessione di stretching globale e di riscaldamento, procedete come segue:

Corsa sul posto

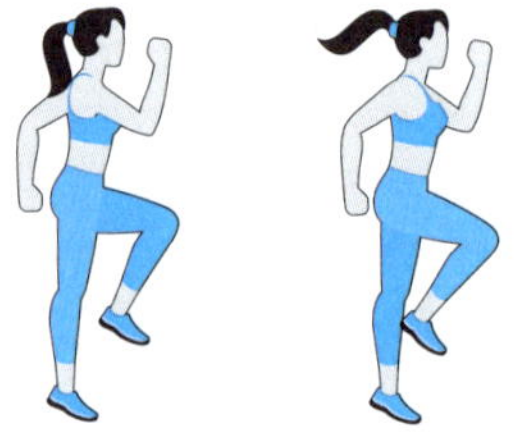

Saltelli laterali

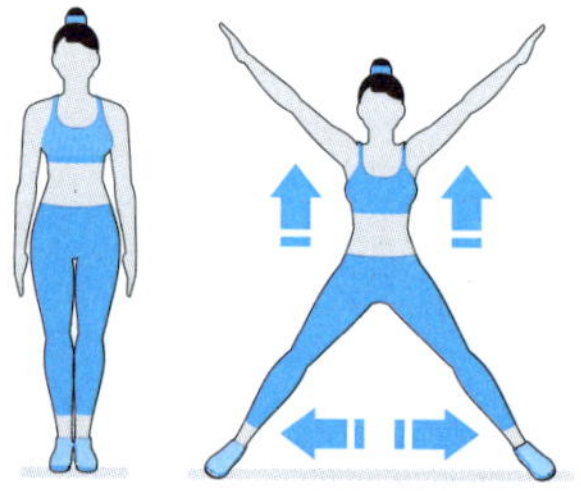

Skip a gambe alternate

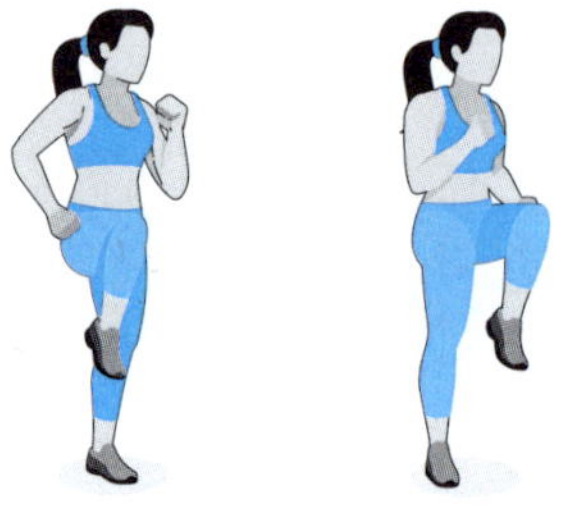

Ora è il momento di iniziare il circuito.

CIRCUITO 1

Piegamenti (possono essere eseguiti anche con le ginocchia a terra, riducendo il sovraccarico) oppure croci a terra con manubri

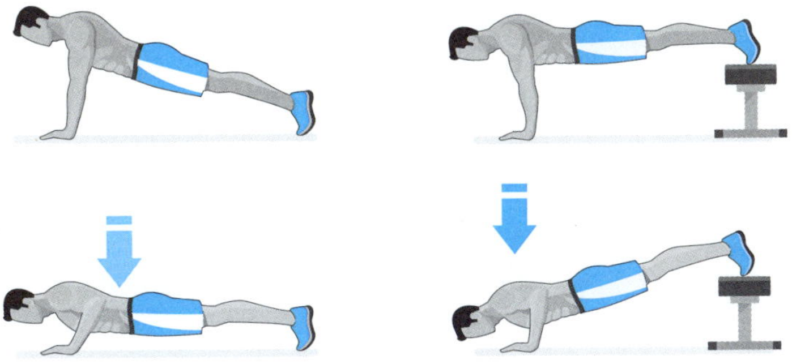

Squat

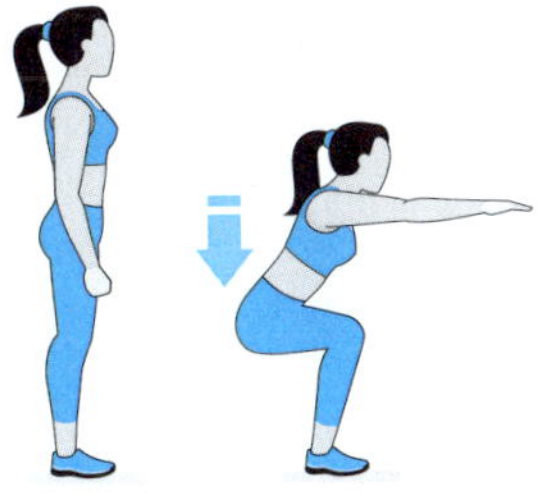

Alzate laterali con elastico o manubri oppure esercizi per le spalle con elastico o manubri

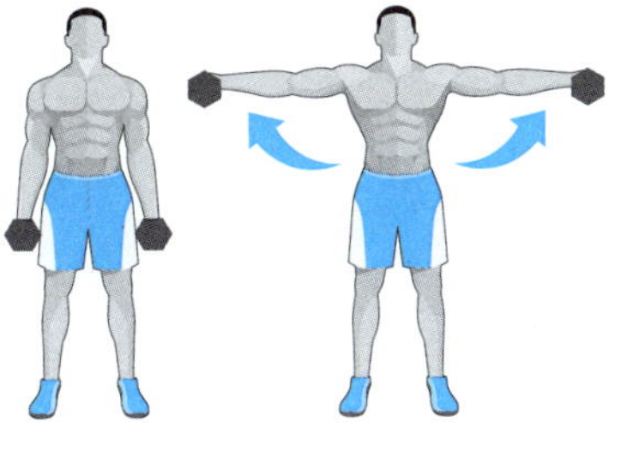

Affondi

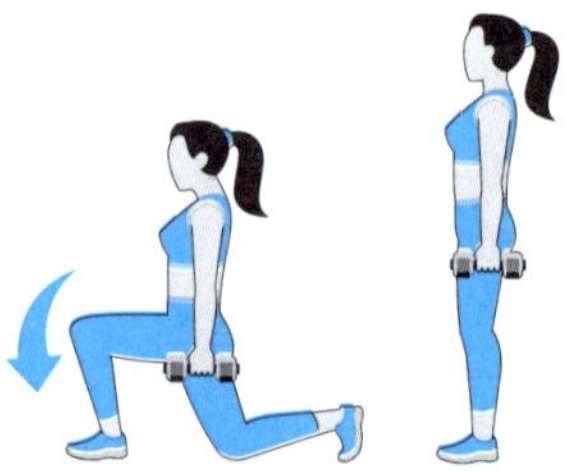

Pulley basso con elastico

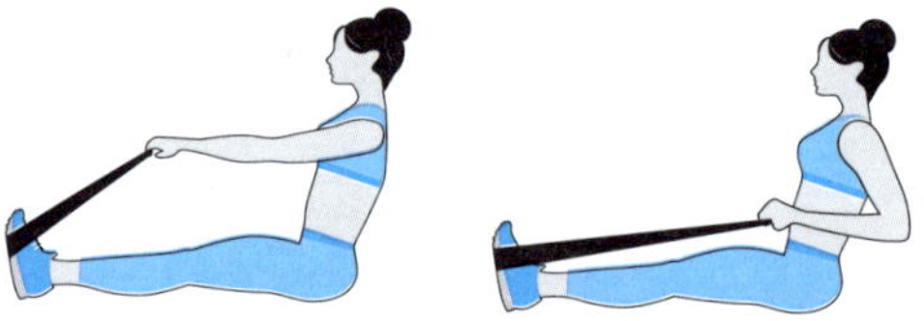

Hip thrust

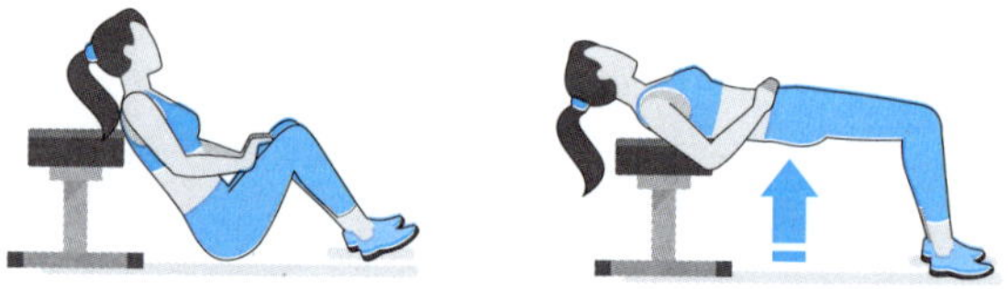

Crunch oppure plank

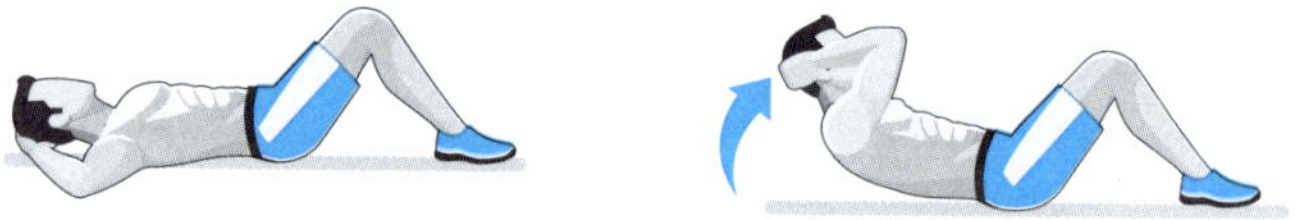

Al termine del circuito vi aspettano:

- 20 minuti di lavoro aerobico, che potrà essere eseguito utilizzando un gradino come se fosse uno step, saltando con la corda, correndo oppure usando una cyclette, se la possedete;
- 10 minuti di stretching globale.

In palestra

Di seguito troverete tutte le indicazioni per eseguire in palestra un circuito tipo, che vi permetterà di allenare, a intervalli, i muscoli del tronco e degli arti inferiori.

Le indicazioni di base sono le medesime dell'allenamento in casa:

il circuito dovrà essere ripetuto 3-4 volte, a seconda del livello di allenamento;

- ogni esercizio dovrà essere ripetuto tra le 12 e le 15 volte;
- tra un esercizio e il successivo recuperate al massimo per 20 secondi, in modo da non ridurre l'intensità dell'allenamento;
- al termine di ogni circuito potete riposare 2-3 minuti, a seconda delle esigenze.

L'esecuzione degli esercizi qui suggeriti è descritta in maniera dettagliata alle pagine 105-120; vi suggerisco di consultarla con attenzione prima di cominciare.

Dopo una breve sessione di stretching globale e di riscaldamento, procedete come segue.

Estensioni su panca piana (con bilanciere o manubri, oppure flessioni a terra)

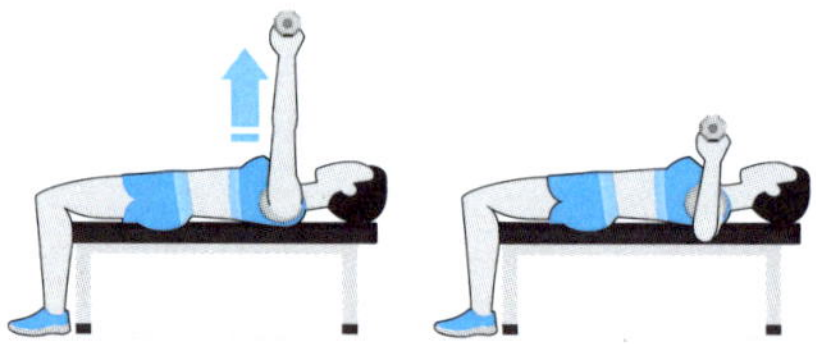

Squat (flessioni sulle gambe, con o senza carico, a seconda del livello di allenamento)

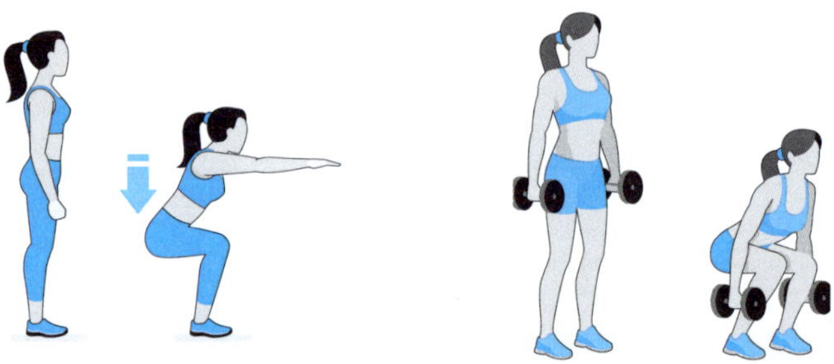

Lat machine avanti

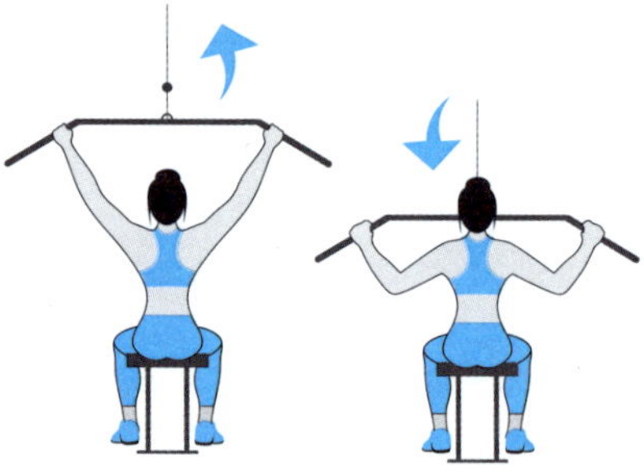

Leg curl

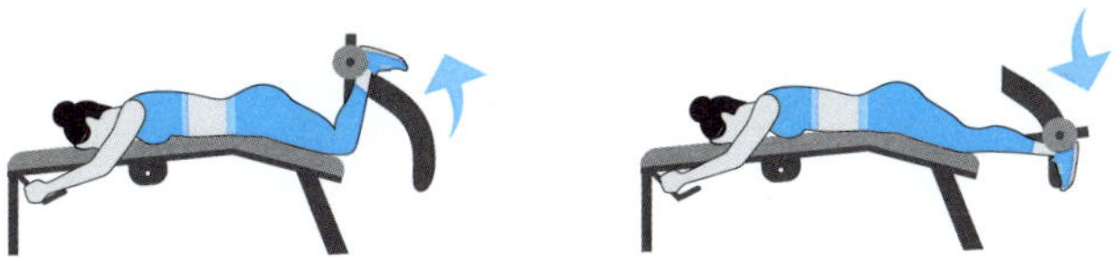

Shoulder press con manubri

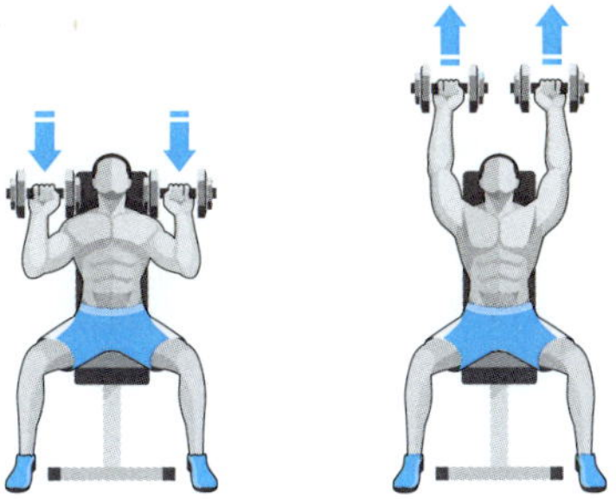

Glute bridge a una gamba

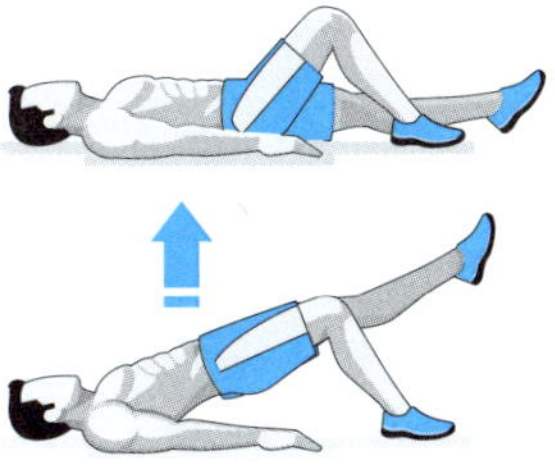

Crunch

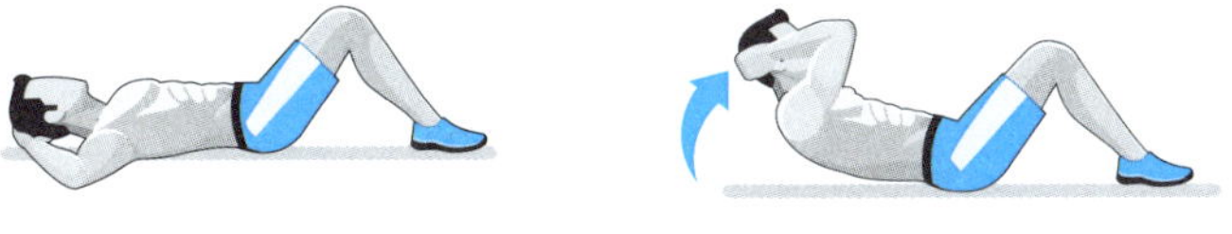

CIRCUITO 3

Croci su panca piana

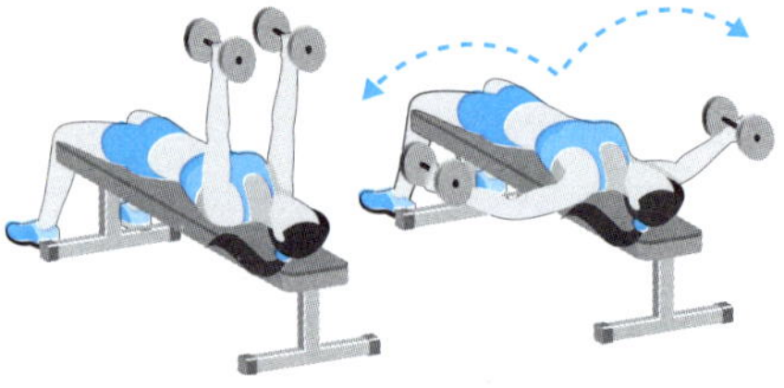

Affondi

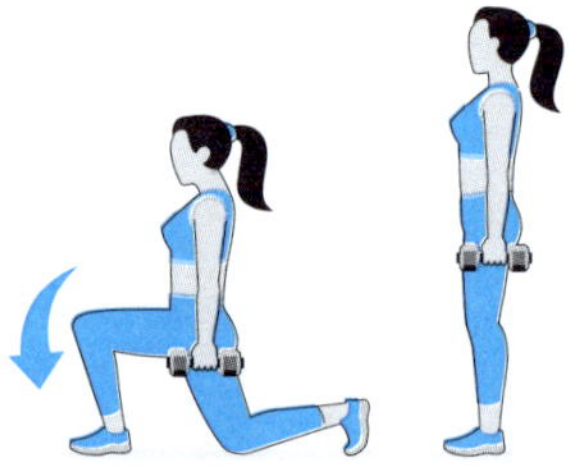

Pulley basso

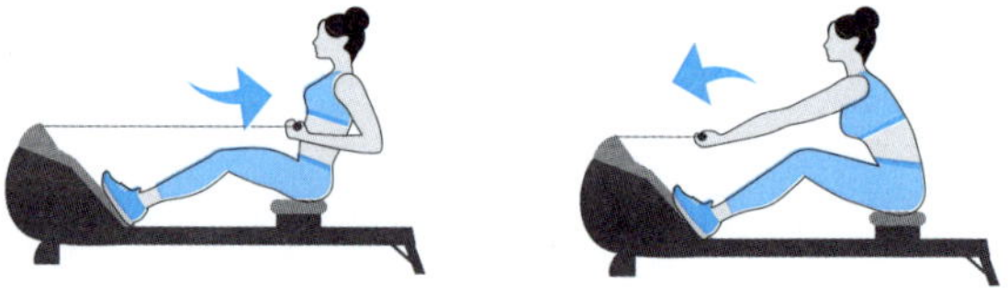

Squat

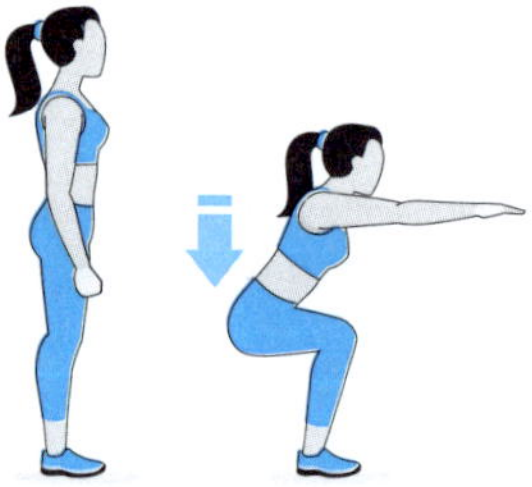

Alzate laterali con manubri

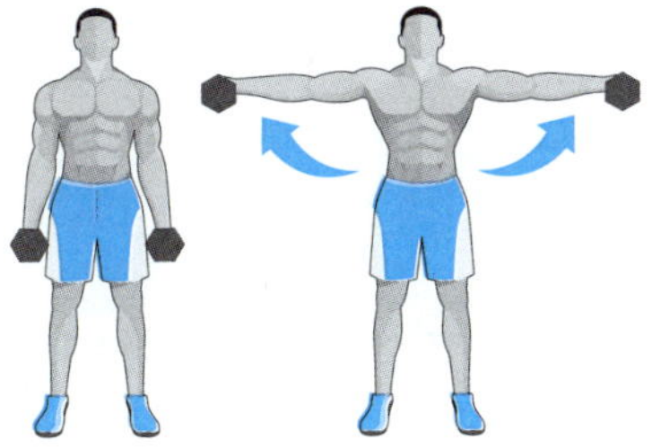

Hip thrust

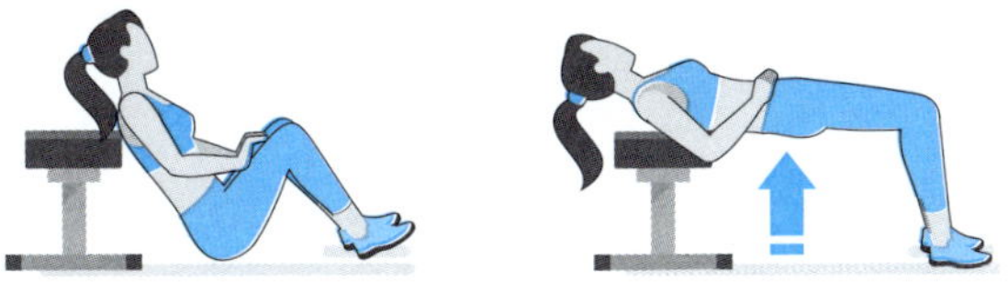

Sit up

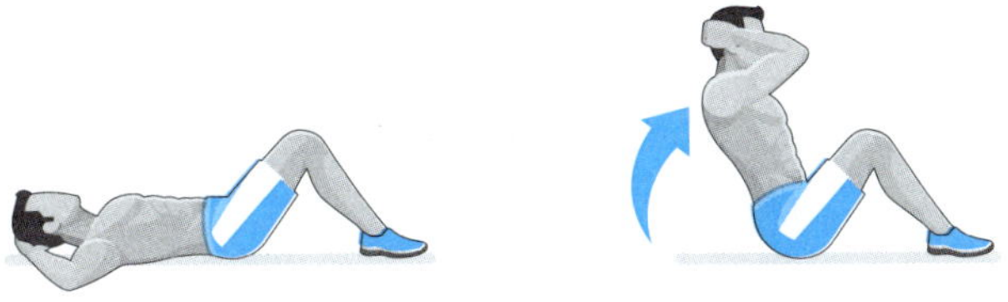

Finito il circuito, proseguite con 20 minuti di allenamento aerobico, su una cyclette, un tapis roulant, uno step o a corpo libero. Se vi annoiate facilmente, potete alternare tra queste attività, sempre per un tempo massimo di 20 minuti.

In conclusione (oppure "finalmente", come commentano alcuni dei miei pazienti a questo punto), vi aspetta una seduta di stretching di 10 minuti, durante la quale allungherete globalmente la muscolatura e lascerete che la frequenza cardiaca si normalizzi.

High Intensity Interval Training

Finora vi ho proposto sessioni di allenamento della durata minima di un'ora, ma mi rendo conto che non è sempre possibile ricavare questo spazio nel corso della giornata per tre o quattro volte a settimana. In questi casi, il mio consiglio non è di saltare la seduta e di passare direttamente alla successiva, ma di sperimentare con una metodologia avanzata, oggi molto di moda, che consente di aumentare l'EPOC, bruciare grasso e conservare e aumentare la massa magra in un massimo di 30 minuti. Magia? No, si tratta dell'HIIT, acronimo di High Intensity Interval Training, cioè "allenamento a intervalli ad alta intensità". È adatto per chi ha un fisico già allenato, dal momento che la sua caratteristica fondamentale è il ritmo molto elevato.

Esistono numerose varianti di HIIT, e ciò consente di modificare anche spesso le proprie sessioni in palestra (oppure a casa); in generale però possiamo dire che consiste nell'esecuzione di un esercizio per un tempo limitato e al massimo delle proprie possibilità, seguito da un tempo più lungo durante il quale non ci si ferma, ma si prosegue nella medesima attività seppur con intensità ridotta. Così facendo, si riesce a recuperare in modo attivo.

Vista l'intensità del lavoro, il numero di sedute settimanali di HIIT va limitato a 3, per consentire al corpo di riprendersi adeguatamente.

Vi propongo qui un esempio di allenamento HIIT, con l'ausilio di una delle macchine che potete trovare in palestra. Ogni sessione dovrà prevedere tre fasi:

- riscaldamento: fondamentale per evitare infortuni e per poter dare il massimo nella fase esplosiva;
- allenamento: 30 secondi ad alta intensità seguiti da 1 minuto a intensità leggera;

- defaticamento: per ridurre l'intensità dell'allenamento e riportare il corpo al suo ritmo normale.

Scegliete una macchina tra vogatore, tapis roulant o cyclette e, dopo esservi riscaldati, spingetevi per 30 secondi al massimo delle vostre possibilità. Trascorso questo tempo, proseguite nell'attività diminuendo l'intensità, per poi riprendere come prima. La durata dell'allenamento dipenderà dal vostro livello di preparazione; a chi si approccia ora per la prima volta a questa metodologia o è fuori allenamento, comunque, raccomando di non andare mai oltre i 10-15 minuti.

Tabata

La forma di HIIT più conosciuta e più estrema è la tecnica Tabata, che prevede 8 intervalli di lavoro da 20 secondi ciascuno e recuperi di 10 secondi. La tecnica Tabata prende il nome dal suo creatore, il professor Izumi Tabata, che l'ha ideata nel 1996 mentre indagava il miglior metodo per potenziare le prestazioni della squadra olimpica giapponese di pattinaggio. Le sue ricerche sull'High Intensity Interval Training hanno mostrato che questa tipologia di allenamento migliora la capacità aerobica, ma anche quella anaerobica (del 28%), influendo positivamente non solo sul peso e sulla massa magra, ma anche sul sistema cardiovascolare.

Per cimentarsi con l'HIIT è fondamentale l'uso di un cronometro. Non dovrete però correre ad acquistarne uno: esistono svariate applicazioni per il telefono che possono aiutarvi a tenere il ritmo, le più avanzate delle quali abbinano alla funzione cronometro anche l'esercizio specifico.

Vi mostro qui un esempio di allenamento Tabata: il circuito andrà ripetuto per 2 volte, con il massimo impegno per ogni serie. Dovrà essere preceduto da una piccola sessione di riscaldamento e seguito da una sessione di stretching.

Vi ricordo che ogni esercizio va eseguito per 20 secondi, seguiti da 10 secondi di pausa.

Salti con ginocchia al petto

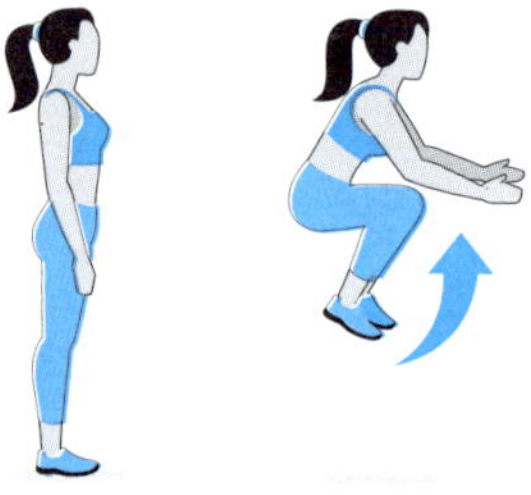

Piegamenti sulle braccia

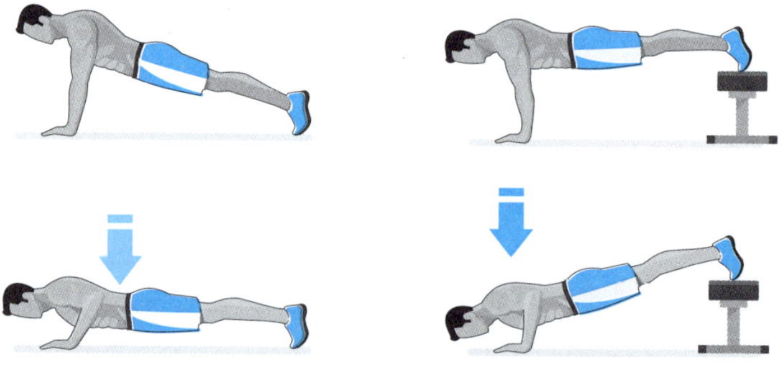

Mountain climber

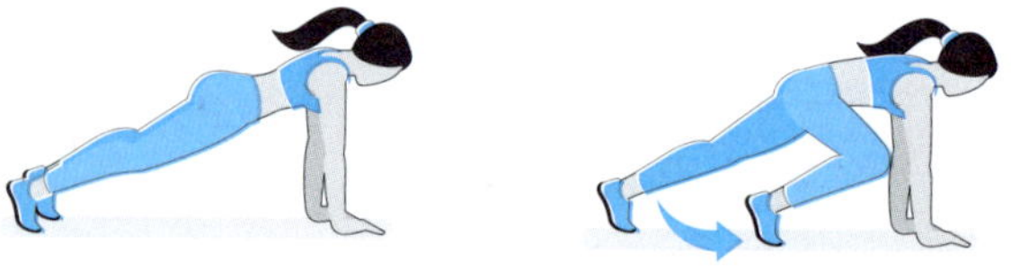

Squat con saltello

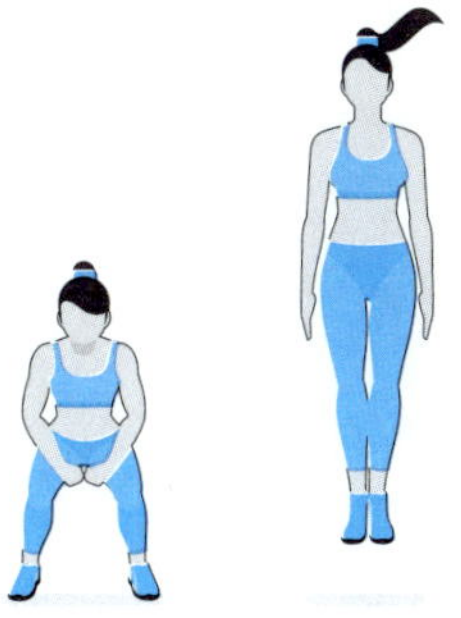

Massimizzare l'efficacia dell'allenamento

La vostra arma segreta sarà la costanza: i risultati duraturi arrivano quando il desiderio di stare meglio ci porta non solo ad avere l'intenzione di modificare il nostro stile alimentare e a dire addio alla sedentarietà, ma a creare nuove abitudini. Comportamenti discontinui solo raramente danno buoni frutti.

Per godere di tutti i benefici che un corpo snello e tonico garantisce dovrete prendere con voi stessi un impegno a lungo termine e portarlo avanti, ritagliando ogni giorno uno spazio per il vostro benessere, durante il quale allenarsi, ma anche cucinare o fare la spesa.

Dal momento che gli impegni presi con noi stessi sono i primi a venire cancellati per fare spazio alle innumerevoli emergenze (spesso presunte) che riguardano il lavoro, vi consiglio di coinvolgere nelle vostre sessioni di allenamento anche un'altra persona: la sua presenza vi aiuterà a non cambiare costantemente programma e a eseguire un allenamento più intenso. Inoltre potrete motivarvi a vicenda, riportandovi sulla giusta strada se e quando ce ne sarà bisogno.

Per consolidare i risultati ottenuti in palestra dovrete dormire un giusto numero di ore (almeno 7-8): dormire poco e male determina un incremento dei livelli di cortisolo, l'ormone dello stress, che a sua volta aumenta i livelli di zucchero nel sangue e catabolizza i vostri muscoli. Dormire bene e abbastanza, invece, contribuisce a promuovere la perdita di grasso e aiuta a mantenere la muscolatura quando ci si sottopone a regimi di restrizione calorica.

Se avete la necessità di vedere qualche risultato in breve tempo, infine, e il vostro stato fisico ve lo permette, date la priorità ad allenamenti ad alta intensità: guadagnerete muscoli e perderete grasso più rapidamente.

Il secondo pilastro: muscoli e ossa al meglio

Benvenuti nel capitolo dedicato al secondo pilastro del benessere: la salute dell'apparato muscolo-scheletrico.

Se avete cominciato a mettere in pratica le indicazioni contenute nelle pagine precedenti, probabilmente vi siete già accorti di come i benefici dell'alleggerirsi (o rinforzarsi, a seconda dei casi) siano immediati: un corpo più tonico è un corpo più ossigenato, più energico, che si muove con maggiore scioltezza e che sopporta più agevolmente il carico della routine quotidiana – il che, a livello mentale, si traduce in un minore affaticamento cerebrale, maggiore lucidità e concentrazione. Niente male, vero? Ma non basta.

Mi capita spesso di lavorare con sportivi – professionisti o amatori – superallenati ma che, proprio come numerosi altri miei pazienti, soffrono di dolori articolari e muscolari che influiscono negativamente non solo sulle prestazioni, ma sulla qualità della vita. Il primo esempio che mi viene in mente è quello di Nicolò, che, non avendo preso provvedimenti ai primi campanelli di allarme, si è ritrovato a un certo punto con un ginocchio in grave sofferenza, sul quale sono dovuto intervenire chirurgicamente.

La salute di muscoli e ossa viene molto (troppo) spesso data per scontata: ci occupiamo dei muscoli solo quando ci dolgono, alle ossa nemmeno pensiamo, ma questo approccio rischia a lungo termine di compromettere la qualità della nostra vita. Il sistema muscolo-scheletrico, invece, è fondamentale per noi.

Per questo vale senza dubbio la pena di inserire nella nostra routine del benessere alcune abitudini dedicate alla sua cura.

I muscoli

Nel mio studio sono appese diverse riproduzioni dell'anatomia umana che mostrano con estrema precisione quanto sia esteso il tessuto muscolare: in un individuo con un quantitativo normale di massa grassa rappresenta circa il 40% del peso corporeo totale. Alla luce di questa informazione, è facile intuire perché avere muscoli e ossa in salute sia fondamentale se si vuole godere a lungo di uno stato di benessere costante – e non finire mai (o comunque il più tardi possibile) sulla sedia di fronte alla mia scrivania. Se aggiungessi che tale percentuale di massa muscolare si riduce generalmente dell'8% per ogni decade dopo i 40 anni vi si accenderebbe un campanello d'allarme? Spero proprio di sì.

Questa progressiva perdita di massa si chiama sarcopenia (vi ho già accennato nel corso delle pagine precedenti) ed è la causa che innesca nell'anziano una progressiva fragilità, con un effetto domino sulla salute in generale.[1] La brutta notizia è che si tratta di un processo fisiologico, quindi inevitabile, mentre quella buona è che può essere notevolmente rallentato attraverso l'allenamento con sovraccarichi.

Quanto la sarcopenia possa influire sullo stato di salute diventa evidente se pensiamo a quali (e quanto importanti) siano le funzioni del tessuto muscolare:

- termogenesi: parte dell'energia prodotta dalla molecola di ATP (adenosina trifosfato, la fonte di energia per l'attività muscolare) durante le contrazioni viene dispersa sotto forma di calore. Questo meccanismo ci consente di mantenere una temperatura costante di 37 °C ed è dunque fondamentale per la sopravvivenza;

- movimento: grazie alla loro azione contrattile, i muscoli ci permettono di muoverci;
- controllo posturale: una modulazione della contrazione muscolare in base ai segnali ricevuti dagli organi sensoriali determina il controllo posturale;
- protezione: i muscoli agiscono come cuscinetti antiurto, proteggendo strutture ossee e viscerali, impedendo loro di comprimersi contro il tessuto sottocutaneo o la cute. Per esempio quando la sarcopenia è in fase molto avanzata oppure non si dispone di una adeguata massa muscolare perché si è sottopeso si può incorrere in patologie come la coccigodinia, il famoso dolore al coccige dovuto a un deficit muscolare a carico dei glutei. Chi ne soffre faticherà a stare seduto perché il coccige, che è un osso appuntito, non avrà sufficiente protezione da parte dei glutei, e finirà per comprimere i tessuti molli circostanti, causando infiammazione e dolore;
- stabilizzazione delle articolazioni: le articolazioni sono strutture molto complesse e delicate che, in quanto tali, necessitano di particolare cura. La natura ha fatto sì che potessero funzionare adeguatamente dotandole di due tipi di vincoli, statici (legamenti e capsule) e dinamici (i tendini muscolari). Questi ultimi, attraverso la contrazione, stabilizzano l'articolazione, rendendola più solida e più resistente.

Il LIFE Study (Lifestyle Interventions and Independence for Elders, "Interventi sullo stile di vita e l'indipendenza dei più anziani"), condotto da otto centri universitari statunitensi e coordinato dall'Università della Florida, ha messo a confronto gli esiti di una moderata e costante attività fisica con una politica di informazione sui temi della salute su 1600 persone sedentarie tra i 70 e gli 89 anni.[2] I risultati parlano chiaro: l'allenamento svolge una funzione preventiva e terapeutica ed è dunque fondamentale non solo per la protezione a lungo termine del sistema muscolo-scheletrico, ma anche per garantire mobilità e tutelare l'organismo contro le conseguenze della sarcopenia. È facile dedurre che questo conduce alla possibilità di stare bene a lungo, esattamente il nostro obiettivo.

Se pensate che il problema riguardi "solo" gli anziani, vi sbagliate: la qualità della nostra vita in quella fase – in assenza di quadri patologici particolari – dipenderà essenzialmente da come ci saremo comportati in precedenza nei riguardi del nostro corpo. Un esempio lampante quanto insospettabile ce lo offre lo scheletro, il protagonista del prossimo paragrafo.

Le ossa

Si tende a credere che le ossa siano dure e indistruttibili come la pietra, ma non è così. Sono costituite da collagene di tipo I e da sali di calcio (fosfato e carbonato) e magnesio. Il collagene le rende elastiche, mentre i minerali conferiscono loro la durezza: nessuno dei due attributi prevale, e infatti la biochimica posiziona le ossa nel punto di perfetto equilibrio tra queste caratteristiche meccaniche.

Come se non bastasse, quello osseo è uno dei tessuti più attivi del nostro organismo. Le ossa sono costituite da diversi strati: quello esterno (corticale) è compatto e conferisce rigidità, durezza e resistenza alle varie sollecitazioni meccaniche, mentre quello interno (trabecolare) è spugnoso e rappresenta la parte metabolicamente attiva del nostro scheletro. Al suo interno, il midollo osseo produce i globuli rossi, le piastrine e la maggior parte dei globuli bianchi. Per questo amo dire che attraverso le ossa è possibile prendersi cura di tutto l'organismo!

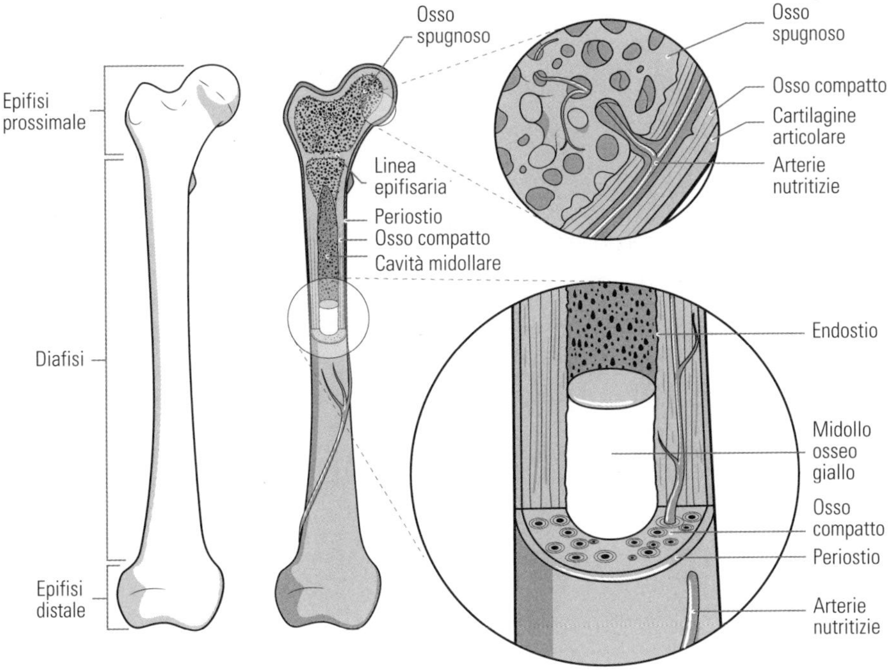

Durante le varie fasi della vita, il tessuto osseo cambia e si modifica a causa dell'attività di due popolazioni cellulari con funzioni opposte: gli osteoclasti lo demoliscono, mentre gli osteoblasti ne depositano di nuovo. Quando siamo giovani gli osteoblasti hanno la meglio, invece dopo i 25-30 anni, periodo in cui raggiungiamo il nostro personale picco di massa ossea, osteoblasti e osteoclasti si fronteggiano ma sostanzialmente si equivalgono. In età avanzata, infine, quando l'azione di tutte le cellule dell'organismo rallenta, a prevalere sono i demolitori.

I miei pazienti sbarrano gli occhi quando cerco di spiegare loro che l'osteoporosi, che siamo abituati a considerare una malattia degli anziani, è in realtà una patologia riguardante i giovani: comprendo lo sbigottimento, in fondo sto rovesciando la loro prospettiva, eppure è proprio così. I sintomi dell'osteoporosi, di cui parleremo in maniera più approfondita tra poco, insorgono in tarda età, tuttavia il danno mette radici prima dei 30 anni. E se da ragazzi non abbiamo accumulato tessuto osseo a sufficienza, saremo costretti a subirne le conseguenze. Ancora una volta, dunque, meglio darsi da fare prima di avvertire dolore e di sentirsi deboli, non trovate?

Più avanti vi illustrerò alcune delle principali patologie che è possibile prevenire semplicemente scegliendo il benessere e seguendo uno stile di vita adeguato, ma ora voglio dedicare alcune righe all'importanza delle articolazioni.

Focus: le articolazioni

Produttori di cellule ematiche e di leucociti, riserva di sali minerali, sostegno del corpo e protezione degli organi, i segmenti ossei ci permettono di muoverci attraverso degli snodi altamente tecnologici: le articolazioni, ovvero le strutture che congiungono i capi ossei. A seconda della loro mobilità, possiamo suddividerle in mobili (è il caso della spalla), semimobili (le vertebre) o fisse (è il caso delle ossa del cranio). Mentre le prime e le seconde consentono il movimento (alcune di più, altre di meno), le ultime fungono da semplice connessione.

I capi articolari delle articolazioni mobili sono rivestiti da cartilagine e sono avvolti da una sorta di manicotto, chiamato capsula articolare, che delimita una cavità all'interno della quale troviamo il tessuto sinoviale. La sua funzione è produrre l'omonimo liquido, una sostanza viscosa che contiene glucosio, elettroliti e immunoglobuline oltre ad acido ialuronico, un "supercomponente" che conferisce al liquido sinoviale la gran parte delle sue numerose proprietà: esso agisce infatti sulle articolazioni come lubrificante, ammortizzatore e antinfiammatorio. In altre parole, è la guardia del corpo della cartilagine.

Se la capsula sinoviale fosse uno scrigno, la cartilagine sarebbe il tesoro: si tratta di un tessuto connettivo molto flessibile, di colore bianco perlaceo, che riveste le superfici articolari delle ossa riducendone gli attriti e permettendo loro di scivolare agevolmente l'una sull'altra. Svolge inoltre un'importante funzione "cuscinetto": si comporta letteralmente come un ammortizzatore, attutendo gli urti e proteggendo le superfici ossee che congiunge. Come può questo tessuto svolgere simili miracoli meccanici? È possibile grazie alla combinazione della sua parte solida (dove troviamo cellule dette condrociti) con quella fluida (contenente acqua, acido ialuronico, fibre di collagene, proteoglicani e glicoproteine); mentre la parte solida gli conferisce resistenza, la parte fluida assorbe gli urti.

La cartilagine è un tessuto privo di innervazione ma anche di vascolarizzazione, il che ha spinto la medicina a chiedersi come il nostro corpo la nutra. La risposta è: per diffusione nell'ambiente intra-articolare, ovvero attraverso il liquido sinoviale. Questo spiega perché la cartilagine si rigenera con notevole difficoltà in seguito a un trauma.

Vi chiederete se c'è qualcosa che possiamo fare per aiutarla a nutrirsi bene, a stare in salute e, di conseguenza, a riprendersi al meglio in caso di traumi. Certo: muoverci. Recenti studi stanno indagando l'eventualità che il nutrimento della cartilagine venga facilitato dal movimento; la cartilagine sotto carico si comprimerebbe infatti come una spugna, lasciandosi andare successivamente per ritorno elastico. In quel momento si produrrebbe una pressione negativa che andrebbe a favorire l'ingresso dei nutrienti nel tessuto. Al contrario, condizioni di allettamento o di inattività determinerebbero una graduale involuzione del tessuto, affrettandone l'invecchiamento.

L'artrosi

Pensate alle gomme di un'auto, che dopo aver percorso tanti chilometri cominciano a consumarsi. Nelle fasi iniziali il battistrada è ancora ruvido a sufficienza per consentirci di circolare in sicurezza, ma se non interveniamo in alcun modo diventerà del tutto liscio e, a quel punto, per muoverci saremo costretti a passare dal gommista.

Con l'artrosi accade la stessa identica cosa; si tratta di una patologia cronico-degenerativa che colpisce le articolazioni e, determinando una progressiva deformazione delle loro componenti, ne compromette la funzione. Vengono danneggiate soprattutto ginocchia, anche, colonna vertebrale e le articolazioni delle mani.

Il nostro battistrada è la cartilagine: il sovraccarico, l'infiammazione in generale, ma anche i traumi, le malattie reumatiche e metaboliche, gli allineamenti alterati dei segmenti ossei, la scarsa attività fisica e la debolezza muscolare possono mutarne lo stato e portarla a svolgere le sue funzioni in maniera non adeguata. Questa condizione determina un aumento dell'usura e, a lungo andare, un eccessivo consumo: a quel punto, la cartilagine non può più fungere da cuscinetto fra le ossa: i capi ossei, quindi, entrano in contatto e si danneggiano a causa della frizione, dando origine a dei detriti. Inoltre le trazioni e le instabilità a carico delle strutture ossee determinano la formazione di nuovo tessuto osseo sotto forma di escrescenze appuntite che modificano la morfologia articolare, gli osteofiti. Questo quadro degenerativo finisce per colpire man mano tutti i tessuti articolari, procurando un invecchiamento tale da portare l'articolazione a non essere più in grado di funzionare.

I sintomi peggiorano nel tempo e sono principalmente tre:

- dolore, che inizia come momentaneo, legato solo a determinate sollecitazioni o movimenti, e svanisce a riposo, per poi diventare una costante. Di solito è associato a rigidità articolare, un sintomo che compare di primo mattino o dopo essere stati a lungo seduti, che dura pochi minuti e si manifesta come difficoltà nel muovere quella specifica articolazione;
- tumefazione, cioè il gonfiore causato dall'infiammazione costante. Tale gonfiore nelle fasi avanzate diventa duro a causa delle modifi-

che che l'articolazione subisce per la presenza degli osteofiti, che ne allargano la superficie;

- limitazione funzionale, che varia a seconda del grado di avanzamento della patologia e può essere reversibile (nelle prime fasi) oppure configurarsi come vera e propria impotenza funzionale sino all'anchilosi (in fase avanzata).

In media, è affetto da artrosi il 12% degli italiani (circa 4 milioni di persone), in particolare anziani, donne (ne soffrono più degli uomini) e persone con vari gradi di sovrappeso. La sindrome da sovraccarico vi ricorda qualcosa?

Per diagnosticare l'artrosi è sufficiente una radiografia poiché permette di osservare i segni tipici di questa patologia, ovvero:

1. riduzione della rima articolare, lo spazio tra le due estremità dell'articolazione, che indica l'usura del manto cartilagineo;
2. ispessimento dell'osso sottostante la cartilagine (in linguaggio medico, sclerosi dell'osso subcondrale), in quanto, in mancanza dell'azione ammortizzante della cartilagine, le sollecitazioni spingono l'osso a diventare più spesso e più duro;
3. formazione di cavità geodiche, lesioni nelle quali penetra il liquido sinoviale;
4. osteofitosi marginale, che richiama gli osteofiti già citati, delle "spine" ossee che si producono a seguito della degenerazione articolare tipica dell'artrosi. Rappresentano un tentativo dell'osso di aumentare la superficie di contatto, e di conseguenza la stabilità.

L'artrosi si cura in modo diverso a seconda del grado di avanzamento. Nelle fasi iniziali con l'applicazione localizzata di ghiaccio, farmaci antinfiammatori, infiltrazioni intra-articolari di acido ialuronico o, ultimamente, di cellule mesenchimali. Si tratta di cellule staminali adulte, che possono cioè differenziarsi in vari tipi di tessuti connettivi, come osso, cartilagine o tessuto adiposo; vengono prelevate per esempio dal tessuto adiposo, purificate e successivamente infiltrate nell'articolazione da trattare, dove hanno un'importante azione rigenerativa e antinfiammatoria: riducendo il dolore e migliorando la funzione, ritardano la necessità di interventi chirurgici. È poi indicata, in genere, la fisioterapia; al paziente viene inoltre raccomandato di stare a riposo, o comunque di eseguire una moderata attività fisica.

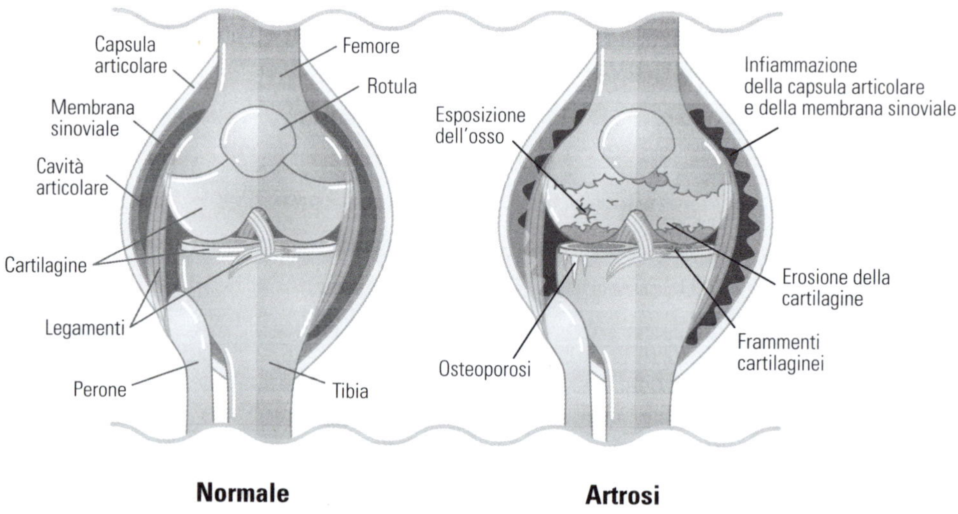

LE INFILTRAZIONI DI ACIDO IALURONICO

Con l'invecchiamento tutti andiamo incontro a un fisiologico calo delle proprietà viscoelastiche del liquido sinoviale, che comporta una riduzione della sintesi e delle caratteristiche dell'acido ialuronico.

La terapia infiltrativa con acido ialuronico (viscosupplementazione) fornisce la molecola mancante e ripristina le caratteristiche del liquido sinoviale, determinando quindi una riduzione del dolore, un miglioramento della mobilità articolare ed esercitando una funzione protettiva sulla cartilagine.

Quando le terapie conservative non sono più in grado di tenere sotto controllo i sintomi e, in sostanza, il dolore condiziona pesantemente le possibilità di movimento, l'unica terapia possibile è la sostituzione dell'articolazione con una protesi. Oggi l'ingegneria biomedica e la chirurgia protesica hanno fatto passi da gigante e consentono ai medici di operare con tecniche mini-invasive, impiantando dispositivi altamente tecnologici. Tali interventi consentono l'immediata cessazione della sintomatologia dolorosa e i pazienti in genere recuperano la mobilità in breve tempo: nell'arco di un mese sono in grado di tornare a svolgere le loro attività quotidiane. Ovviamente va da sé che sottoporsi a un intervento chirurgico in meno è meglio che sottoporsi a uno in più… Ecco perché vi voglio fornire alcuni consigli per prevenire l'artrosi:

- fate attività fisica costante e moderata, che esercita un effetto protettivo nei confronti delle articolazioni, preservando la cartilagine e rinforzando la muscolatura;
- mangiate bene e sano, assumendo proteine ad alto valore biologico (che contribuiscono a fissare il calcio nelle ossa), ma anche vitamine e sali minerali come calcio e fosforo (tra i principali componenti del nostro scheletro) e acidi grassi omega-3 e omega-6, che aiutano a mantenere la giusta densità ossea e ad avere quindi un apparato muscolo-scheletrico in piena salute;
- controllate il peso: evitare i sovraccarichi è il primo modo che abbiamo a disposizione per evitare di usurare la nostra cartilagine più di quanto sia fisiologico;
- fate frequenti check-up in caso di piccoli fastidi o dolori, in quanto potrebbero indicare un'articolazione sofferente.

L'osteoporosi

Ogni tre secondi nel mondo un femore si rompe a causa dell'osteoporosi.[3] Un numero incredibile di fratture, non vi pare?

L'osteoporosi è una condizione degenerativa che colpisce il tessuto osseo rendendolo fragile; agisce sulla densità del tessuto riducendola e alterandone la microarchitettura, come potete vedere nell'immagine sotto.

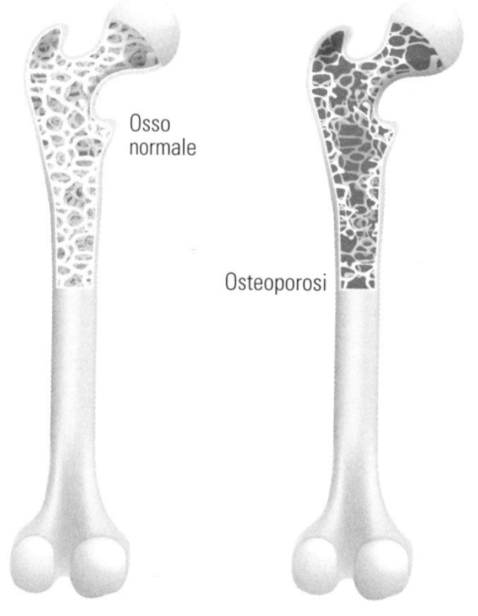

L'osteoporosi è ancor più diffusa dell'artrosi: secondo l'Organizzazione Mondiale della Sanità colpisce oltre 200 milioni di donne nel mondo, di cui 22 milioni solo in Europa. In Italia, sono oltre 5 milioni le persone con sintomi di fragilità ossea.[4] Ma quali sono le cause di quello che sembra essere un vero "must" per le donne, in particolare con l'avvento della menopausa? E come possiamo fare prevenzione?

La risposta alla prima domanda è tanto vaga quanto semplice: l'osteoporosi viene classificata come "primaria" se non ha cause apparenti (nel 95% dei casi) e come secondaria se invece è chiaramente riconducibile a una ragione, come una malattia reumatica (per esempio l'artrite reumatoide o il lupus) o l'uso prolungato di alcuni farmaci. Le più diffuse forme di osteoporosi secondaria sono due:

- la forma post-menopausale (che affligge donne tra i 50 e i 75 anni), dovuta principalmente a un repentino aumento dell'attività degli osteoclasti (le cellule che demoliscono l'osso), associato al calo degli estrogeni tipico della menopausa;

- la forma senile, causata da una diminuzione dell'attività degli osteoblasti (le cellule che costruiscono l'osso); si tratta, come già detto, di un calo fisiologico e correlato all'avanzare dell'età e alla ridotta attività cellulare generale (normale negli anziani).

Il Ministero della Salute calcola che in Italia sia affetto da osteoporosi il 23% delle donne oltre i 40 anni (gli uomini over 60 sono il 14%). Si tratta di numeri in continua crescita, soprattutto in relazione all'aumento dell'aspettativa di vita.[5]

Secondo le più recenti stime dell'IOF (International Osteoporosis Foundation)[6], il 40% circa della popolazione femminile over 50 avrebbe un'alta probabilità di incorrere in una delle tipiche fratture "da fragilità ossea", in genere al polso, alle costole, alle vertebre o al femore, in seguito a un evento banale. È importante non ignorare questi campanelli d'allarme, visto che la patologia non fornisce avvisaglie, ma si manifesta appunto con una frattura improvvisa e inaspettata, segnale della possibilità di sviluppare, in età più avanzata, un quadro severo di osteoporosi. Data l'assenza di sintomi, è imperativo che la diagnosi sia il più precoce possibile, in modo da evitare di incorrere in una frattura.

L'esame generalmente utilizzato per verificare lo stato di salute del tessuto osseo si chiama MOC (acronimo di Mineralometria Ossea Computerizzata) e permette di valutare la massa ossea riducendo l'esposizione ai raggi X. La MOC può essere eseguita in tutti gli individui over 50 che mostrino uno o più fattori di rischio per l'osteoporosi, vale a dire familiarità, patologie metaboliche, uso protratto di corticosteroidi, menopausa precoce, fumo e così via, e in coloro che non presentano fattori di rischio ma che hanno più di 65 anni (se donne) o di 70 anni (se uomini). La MOC utilizza una tecnica, chiamata DEXA, che calcola la densità ossea e assegna al paziente un punteggio (*score*), paragonandolo sia con il punteggio medio della popolazione sana tra i 25 e i 30 anni, con il picco di massa ossea, sia con il punteggio medio della popolazione appartenente al medesimo sesso e alla medesima fascia d'età dell'individuo in esame. In caso di punteggi alterati, l'esame potrà essere ripetuto dopo 12-18 mesi; in caso di punteggi nella norma, dopo 24 mesi.

Il soggetto al quale viene diagnosticato il rischio di osteoporosi può tenere monitorato l'avvicinarsi dell'eventualità di una frattura con un altro esame (l'ultrasonografia del calcagno): in base al livello di rischio, lo specialista imposterà una terapia farmacologica.

L'osteoporosi è considerata dalla comunità scientifica una "malattia pediatrica", poiché è correlata alla quantità di osso che siamo riusciti a stoccare entro i 30 anni. Se questa quantità è scarsa, avremo maggiore probabilità di andare incontro a osteoporosi quando inizierà l'impoverimento osseo post-menopausale o senile, che è assolutamente fisiologico. È dunque fondamentale prendersi cura della propria massa ossea fin dall'infanzia:[7] è l'unico modo di prevenire una condizione che, altrimenti, rischia di diventare inevitabile.

Ecco i miei consigli per costruire una massa ossea forte e sana:

- praticare con costanza un'attività fisica che preveda un carico moderato (fitness, jogging, camminata rapida per 30 minuti al giorno, ma anche yoga o pilates): il carico stimola un incremento della densità ossea, potenziando l'attività degli osteoblasti;
- seguire una dieta sana, ricca di calcio, fosforo e vitamina D (indispensabile per l'assorbimento del calcio). Le diete super restrittive sono assolutamente controindicate: se non dispongono di tutti i nutrienti giusti, infatti, le ossa non potranno accrescere la loro massa. Inoltre regimi alimentari come "la dieta del minestrone" o "dell'insalata", se seguiti per troppo tempo, rischiano di provocare amenor-

rea nelle donne in età fertile; l'assenza prolungata del ciclo mestruale avrebbe le medesime conseguenze della menopausa, ovvero una riduzione della massa ossea del 2% all'anno, aumentando la fragilità ossea e il rischio di frattura;

- esporsi al sole, anche 20 o 30 minuti al giorno: la luce solare determina la produzione del 90% della vitamina D del nostro corpo.

PREVENIRE L'OSTEOPOROSI A TAVOLA

La ricerca ha individuato gli alimenti più efficaci nell'aiutarci a sostenere l'aumento della massa ossea:

- frutta secca (le mandorle contengono moltissimo calcio!);
- latticini: sono ricchi di calcio ma anche di grassi, dunque devono essere consumati comunque con moderazione;
- le verdure a foglia larga, come il cavolo, sono importanti fonti di calcio e di altri minerali;
- frutta fresca (in particolare le arance);
- legumi (soia);
- acqua con un contenuto medio di minerali;
- sgombro, aringhe, gamberi, uova, fegato e funghi hanno in comune la vitamina D, che facilita l'assorbimento del calcio a livello intestinale;
- tutto ciò che contiene acidi grassi omega-3: uno studio condotto in Islanda ha osservato una riduzione del rischio di fratture pari al 40% negli uomini over 65 con alti valori di EPA e omega-3;[8]

Sono invece da evitare cibi troppo salati (poiché il sodio altera l'assorbimento del calcio), un eccesso di proteine animali (generano scorie acide che, per essere eliminate, devono legarsi al calcio, determinandone la perdita), ma anche di fibre (possono "chelare" il calcio rendendolo non disponibile) e di caffeina (facilita la perdita di calcio per via urinaria).

Vi raccomando inoltre di centellinare le bevande alcoliche (l'alcol riduce i livelli sierici di calcio e aumenta la sua eliminazione urinaria) e di spegnere per sempre la sigaretta. Il fumo influenza negativamente le ossa in due modi: riduce l'azione delle cellule che depongono nuovo tessuto osseo e induce a una menopausa precoce.

Muoversi oggi per muoversi sempre (in sicurezza)

Come vi sarà ormai chiaro, fare sport non è solo un modo per ottenere un corpo più armonioso e temere di meno la prova costume: è essenziale per proteggere i nostri muscoli e le nostre ossa dall'invecchiamento fisiologico cui andranno incontro e per ritardare o contenere il più possibile i quadri patologici che abbiamo appena passato in rassegna. In definitiva, non si tratta tanto di prendersi cura di un organo o di un sistema specifici, ma della nostra qualità della vita in generale.

Se non vi avessi ancora convinto, ecco il dettaglio di tutte le strutture sulle quali una sana attività fisica ha effetti positivi:

- il tessuto muscolare: aumenta i livelli di forza e di resistenza, ma anche il dispendio calorico giornaliero (accrescendo il metabolismo basale); fornisce maggior sostegno alle strutture articolari e, di conseguenza, riduce gli infortuni e migliora il movimento;
- le articolazioni: una cartilagine sottoposta ad attività fisica costante è una cartilagine più nutrita; al contrario, la sedentarietà favorisce la riduzione del trofismo del tessuto. Inoltre, lo sport determina un aumento della produzione del liquido sinoviale da parte della membrana sinoviale, portando a una maggiore lubrificazione e disponibilità di nutrienti intra-articolari;
- il tessuto osseo: sollecitazioni di tipo compressivo (come quelle di cui abbiamo esperienza nella corsa, nel fitness e nel ballo) provocano un incremento della massa ossea e riducono quindi il rischio di osteoporosi. Al contrario, l'immobilizzazione (per esempio dopo un allettamento forzato o un'ingessatura) causa una rarefazione del tessuto osseo e un conseguente aumento della fragilità.

I principi dell'allenamento

Nel paragrafo precedente ho citato corsa e ballo come attività indicate per il sostegno e il rinforzo dell'apparato muscolo-scheletrico; prima ancora ho parlato di yoga e pilates: avete un ampio ventaglio di possibilità per prendervi cura di voi stessi. Dal momento però che da circa vent'anni mi occupo di fitness, di seguito vi indicherò come organizzare una tabella di allenamento in palestra o a casa, sfruttando i sovraccarichi per aumentare la vostra massa muscolare.

COME CRESCONO I MUSCOLI?

La crescita muscolare è un processo molto complesso che prende avvio da ciò che possiamo definire una scintilla, l'allenamento con sovraccarichi, durante il quale si determinano microtraumi muscolari. La reale crescita muscolare non avviene in quel momento, ma durante la successiva fase riservata al riposo e alla nutrizione, quando il corpo mette in atto un meccanismo di adattamento al carico utilizzato che consiste nella riparazione delle fibre danneggiate nel corso dell'allenamento, nell'aumento del diametro di tali fibre muscolari (ipertrofia) e, in maniera minore, anche del numero di queste ultime (iperplasia). Di conseguenza, riposo e alimentazione sono fondamentali per non vanificare gli stimoli offerti al nostro corpo durante il training.

Un allenamento mirato al potenziamento muscolare e alla salute delle ossa dovrà tenere conto dei seguenti parametri:

- frequenza; secondo l'American College of Sports Medicine la frequenza delle sessioni di training deve dipendere dal grado di allenamento del singolo atleta. Individui principianti, con un basso livello di allenamento, dovrebbero allenarsi 2, al massimo 3 volte a settimana, mentre ai più esperti è consigliato un numero di sedute variabili tra le 4 e le 6. Numerose ricerche concordano sul fatto che un singolo gruppo muscolare abbia bisogno di almeno 48 ore di riposo prima di poter essere allenato nuovamente (nei principianti le ore diventano 72);

- intensità, ovvero il livello di sforzo fisico all'interno di un'unità di tempo. Affinché dia risultati, è fondamentale che l'allenamento raggiunga un determinato livello di intensità, variabile a seconda della forma fisica individuale. Per accrescere l'intensità esistono innumerevoli tecniche, come:
  - aumentare il carico, tenendo sempre presente che esso non dovrà essere eccessivo o sproporzionato; in tali casi, oltre all'intensità aumenterebbe anche il rischio di lesioni a carico dell'apparato scheletrico;
  - aumentare il carico in modo piramidale, cioè tra una serie di esercizi e la successiva;
  - ridurre i tempi di recupero tra una serie di esercizi e l'altra;
  - eseguire delle super set (una serie di esercizi combinati), che portano a sfinimento le masse muscolari in poco tempo.
- Per cominciare a pensare di aumentare in autonomia l'intensità dell'allenamento è necessario conoscere bene se stessi e i propri limiti, pertanto a chi non ha dimestichezza con l'uso dei carichi consiglio sempre di rivolgersi a un personal trainer o all'istruttore di fitness della propria palestra, oppure di lavorare a corpo libero.
- volume, dato dal prodotto tra il numero di serie e il numero di ripetizioni. Per allenare correttamente un gruppo muscolare è necessario raggiungere un volume minimo di allenamento: se state allenando un gruppo muscolare grande è consigliato un volume tra le 100 e le 160 ripetizioni; se invece siete al lavoro su un gruppo muscolare piccolo, tra le 80 e le 140. Sono numeri che possono far tremare: non spaventatevi, si tratta di ripetizioni spalmate su più serie! Come vedrete nelle tabelle seguenti, nulla di terribile. Una raccomandazione: per non ridurre l'intensità dell'allenamen-

to (cosa che vi capiterà al 100% se starete lavorando con un carico esagerato) dovrete cercare il giusto compromesso tra volume di lavoro e intensità.

La tabella di allenamento per casa

A casa è possibile svolgere un allenamento non molto diverso da quello che si può seguire in palestra, sono sufficienti pochissime variazioni. Per eseguire gli esercizi che richiedono un carico potete utilizzare due manubri o un elastico (se li avete), oppure due bottiglie d'acqua, regolando la quantità d'acqua in base al peso che vorrete sollevare.

PETTORALI

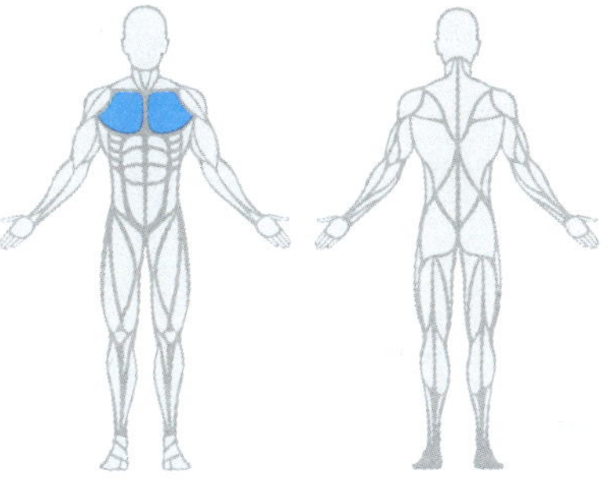

Serie × ripetizioni	Esercizio	Tempo di recupero
4 × 10	Piegamenti sulle braccia	60″
3 × 10	Piegamenti sulle braccia con piedi su gradino	60″
3 × 10	Croci a terra con manubri	60″

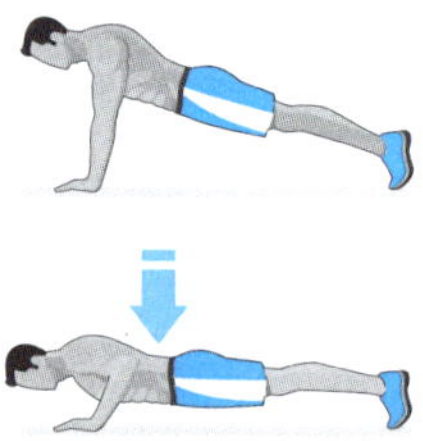

Piegamenti sulle braccia

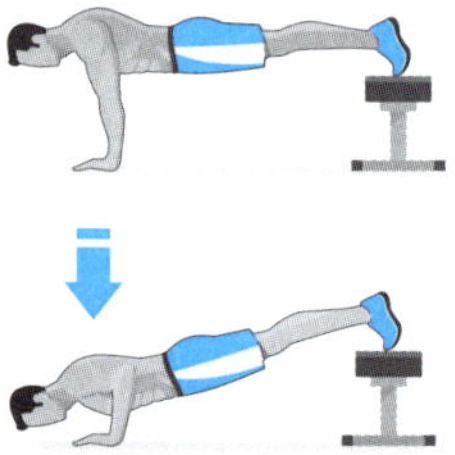

Piegamenti sulle braccia
con piedi su gradino

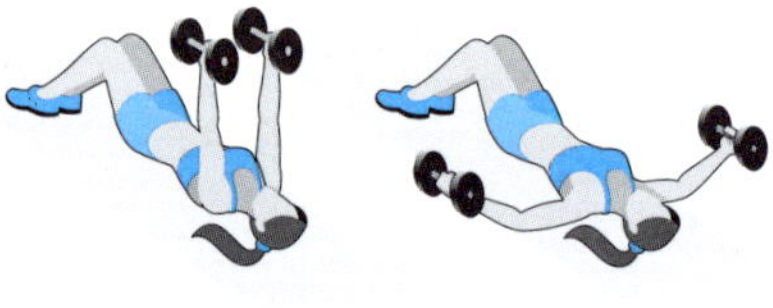

Croci a terra con manubri

I piegamenti potranno essere eseguiti anche con le gambe flesse e le ginocchia a terra, una tecnica che riduce notevolmente il sovraccarico e consente anche a chi non è allenato di portare a termine gli esercizi.

DORSALI

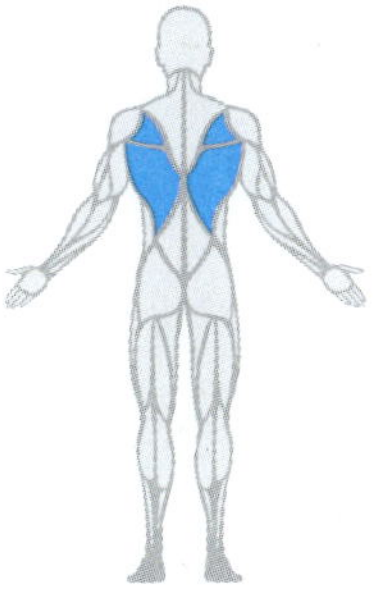

Serie × ripetizioni	Esercizio	Tempo di recupero
4 × 10	Dorsali con elastico	60″
3 × 10	Rematore con manubri o elastico	60″
3 × 10	Hyperextension con pancia a terra	60″

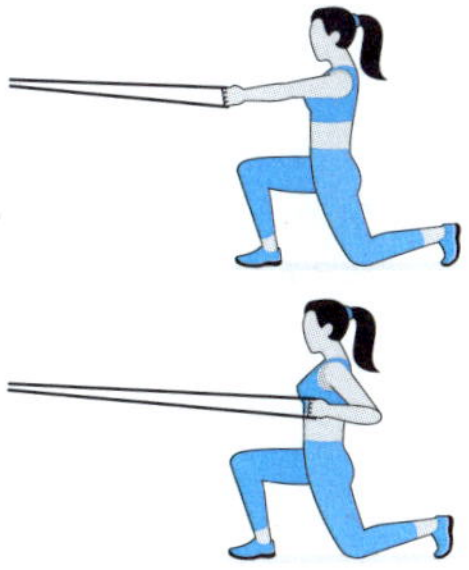

Dorsali con elastico

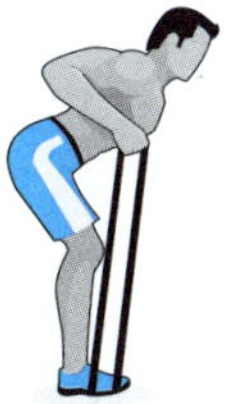

Rematore con manubri o elastico

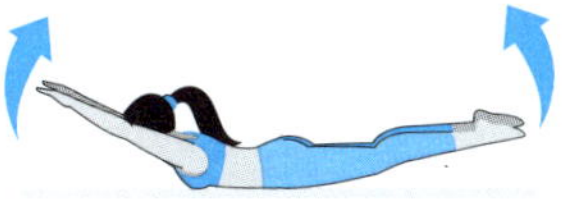

Hyperextension con pancia a terra

SPALLE

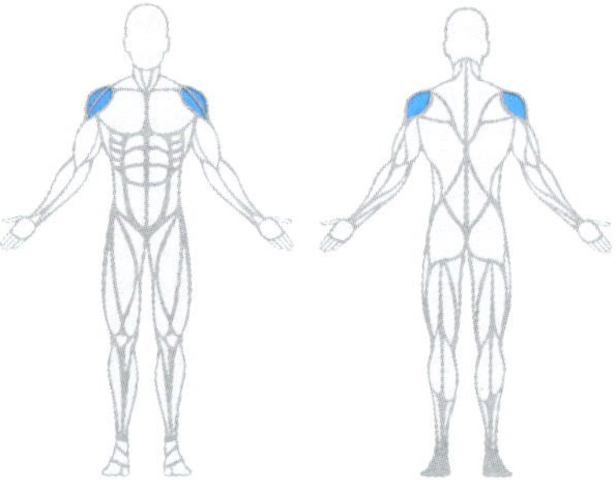

Serie × ripetizioni	Esercizio	Tempo di recupero
4 × 10	Shoulder press con manubri (elastico o bottiglie)	60″
3 × 10	Alzate laterali con manubri (elastico o bottiglie)	60″
3 × 10	Alzate a 90° con manubri (elastico o bottiglie)	60″

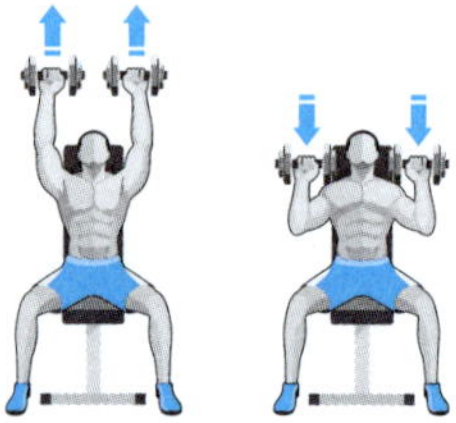

Shoulder press con manubri

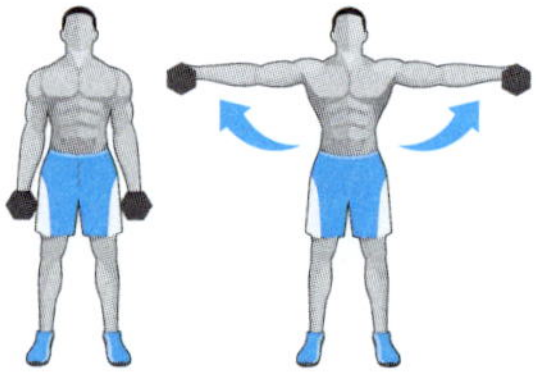

Alzate laterali con manubri

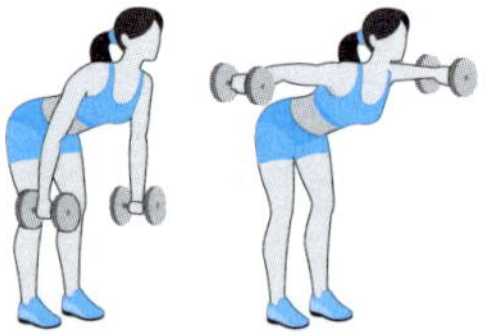

Alzate a 90° con manubri

BICIPITI

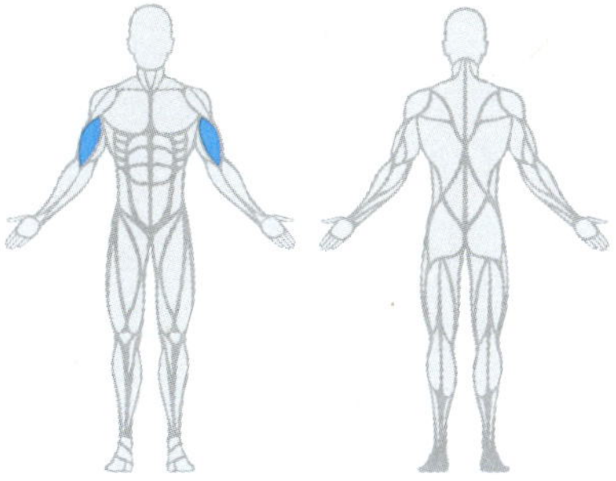

Serie × ripetizioni	Esercizio	Tempo di recupero
4 × 10	Curl in piedi con bilanciere (elastico o bottiglie)	60″
4 × 10	Curl da seduto con manubri (elastico o bottiglie) su panca inclinata	60″

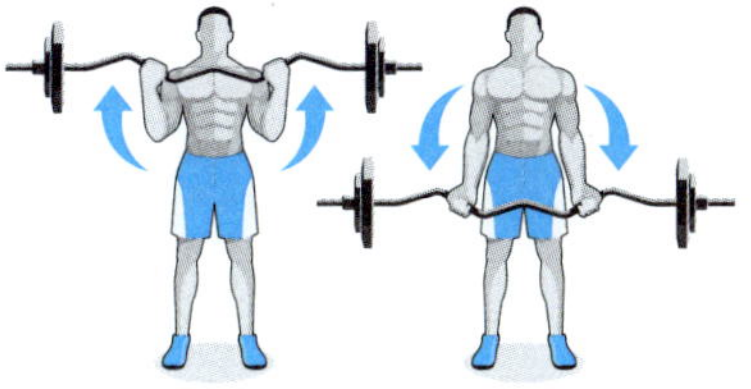

Curl in piedi con bilanciere

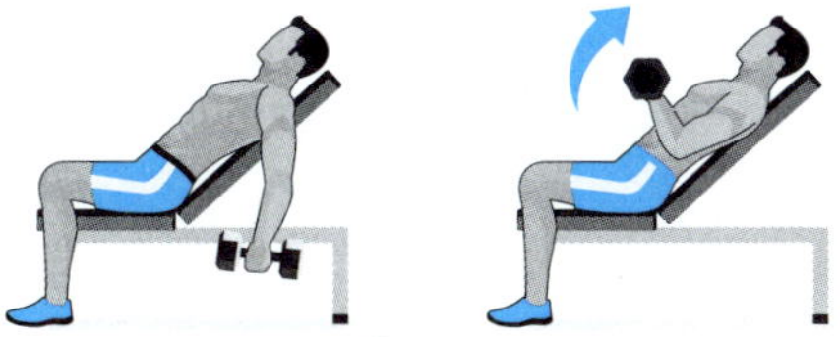

Curl da seduto con manubri su panca inclinata

TRICIPITI

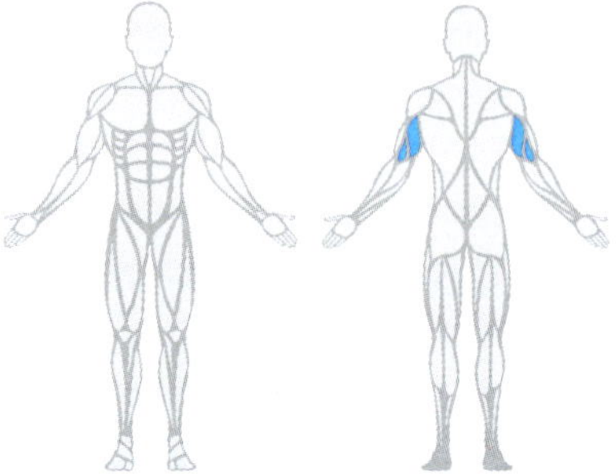

Serie × ripetizioni	Esercizio	Tempo di recupero
4 × 10	Dip su panca piana	60″
4 × 10	French press con manubri	60″

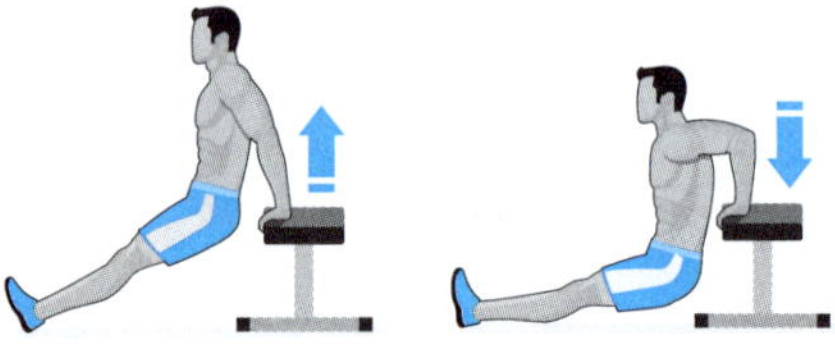

Dip su panca piana

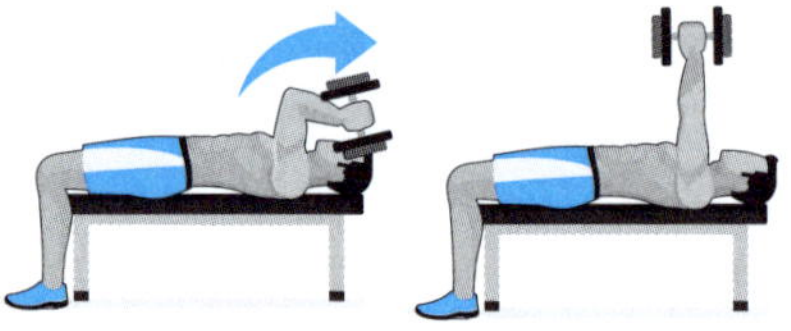

French press con manubri

GAMBE E GLUTEI

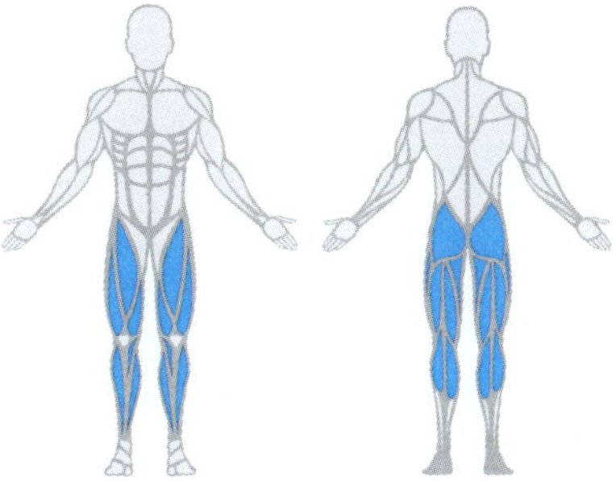

Serie × ripetizioni	Esercizio	Tempo di recupero
4 × 12	Squat	90″
3 × 10	Affondi	90″
4 × 15	Hip thrust	90″
3 × 20	Frog pump	90″
3 × 10	Leg curl a terra	90″
4 × 15	Calf in piedi	90″

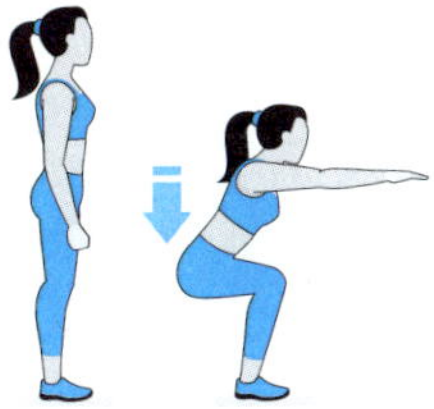

Squat

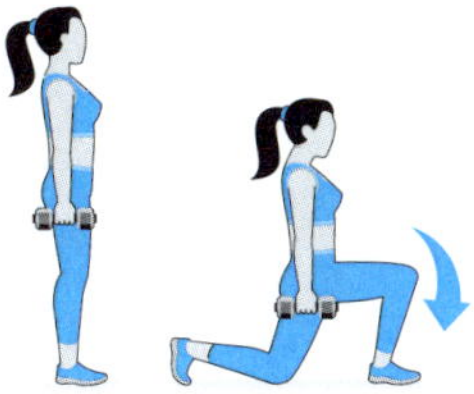

Affondi

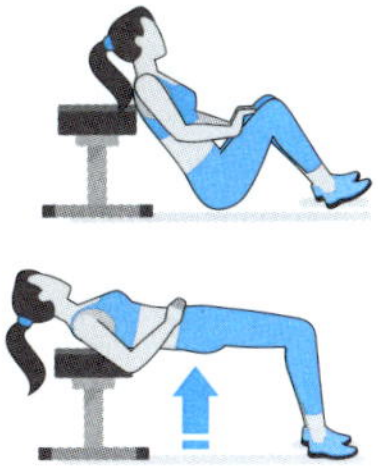

Hip thrust

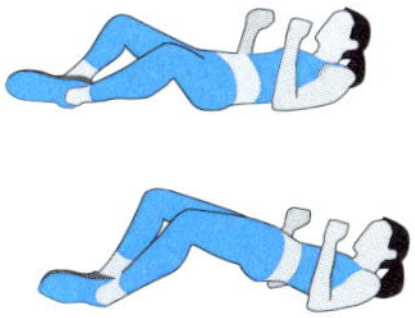

Frog pump

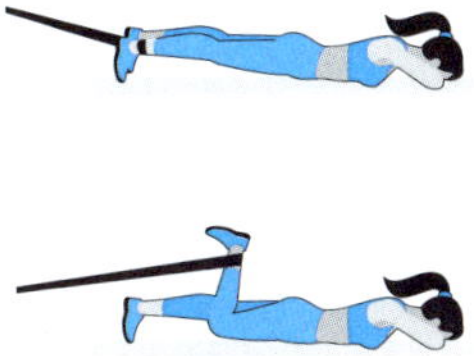

Leg curl a terra

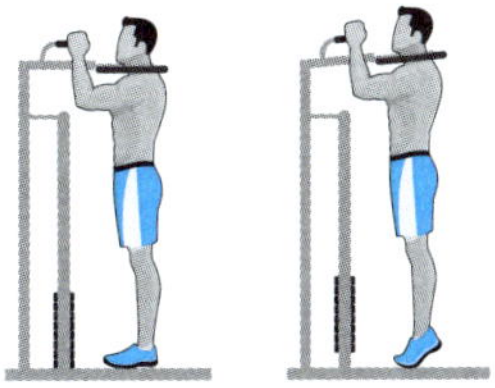

Calf in piedi

ADDOMINALI

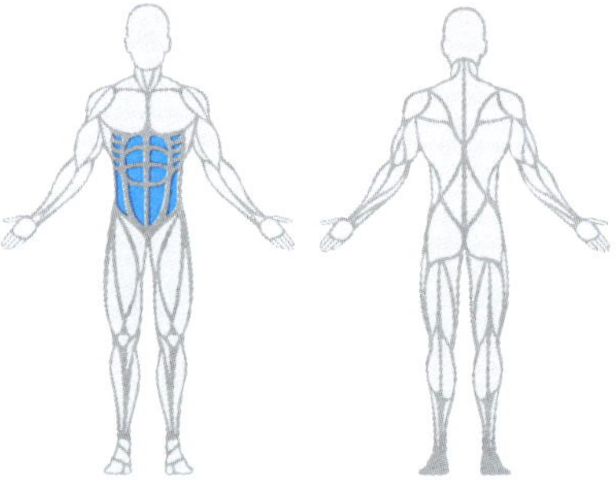

Serie × ripetizioni	Esercizio	Tempo di recupero
4 × 20	Crunch	45″
4 × 20	Plank	45″

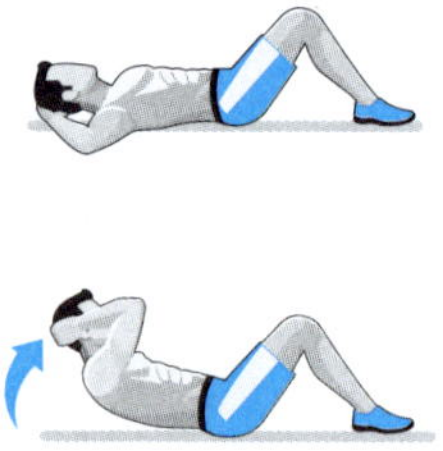

Crunch

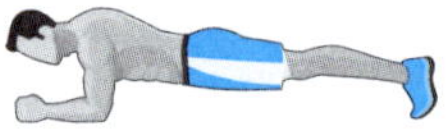

Plank

La tabella di allenamento per la palestra

PETTORALI

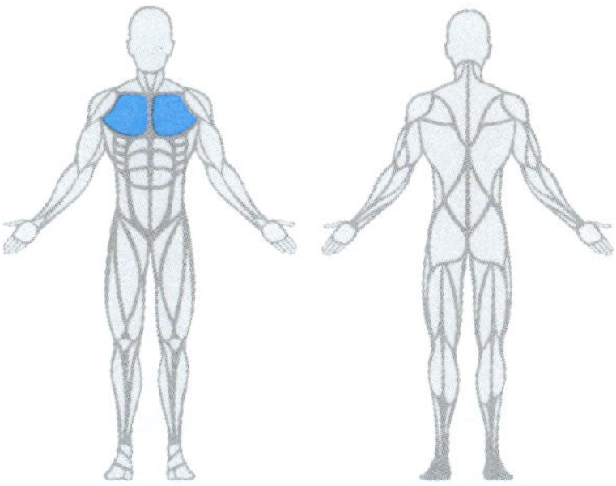

Serie × ripetizioni	Esercizio	Tempo di recupero
4 × 10	Estensioni su panca piana	60″
3 × 10	Estensioni su panca inclinata a 30°	60″
3 × 10	Croci su panca piana	60″

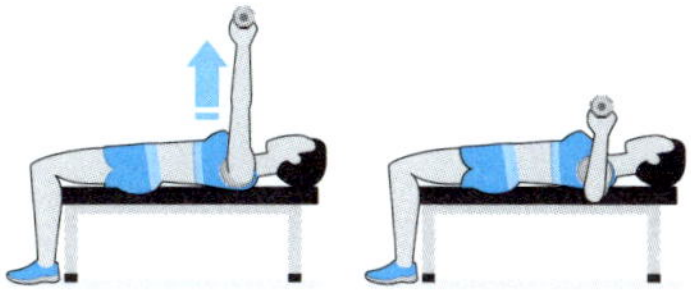

Estensioni su panca piana

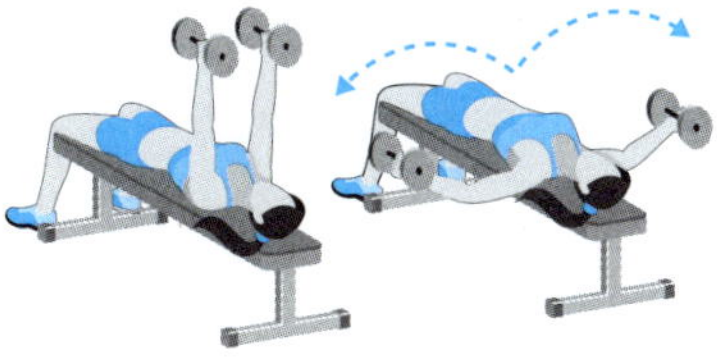

Croci su panca piana

DORSALI

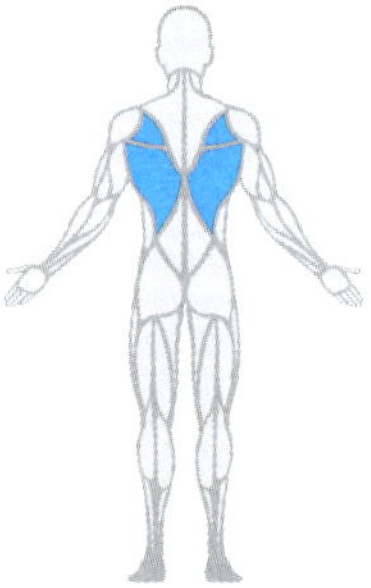

Serie × ripetizioni	Esercizio	Tempo di recupero
4 × 10	Lat machine avanti	60″
3 × 10	Pulley basso	60″
3 × 10	Hyperextension	60″

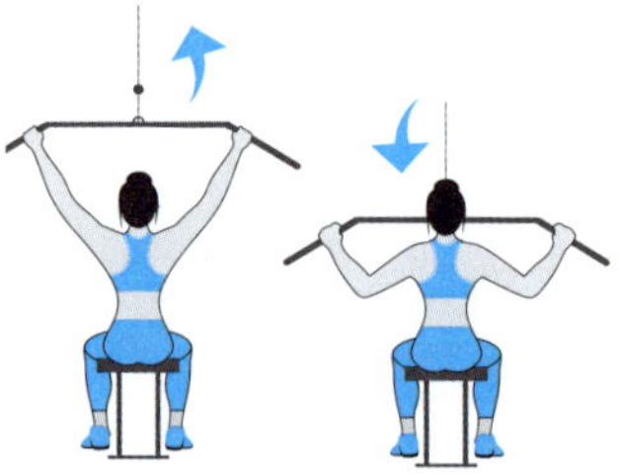

Lat machine avanti

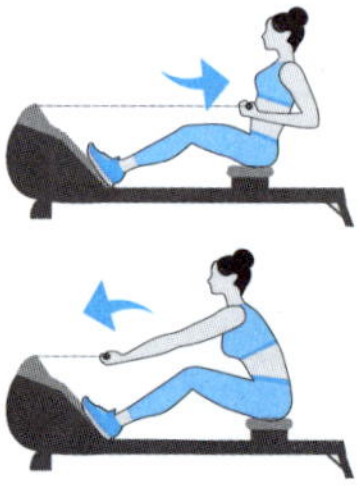

Pulley basso

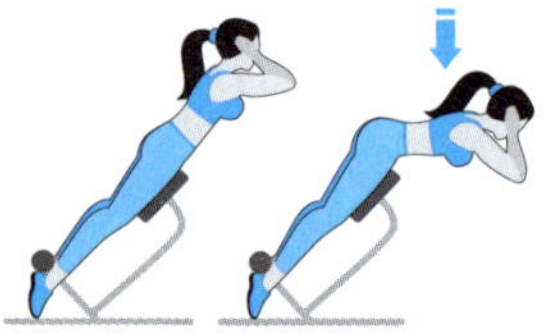

Hyperextension

SPALLE

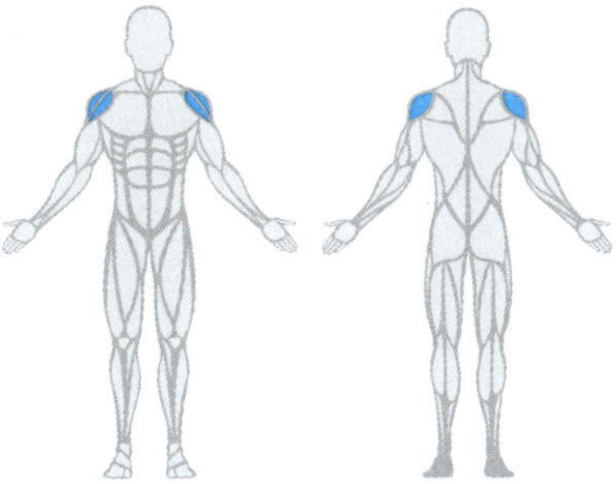

Serie × ripetizioni	Esercizio	Tempo di recupero
4 × 10	Shoulder press con manubri	60″
3 × 10	Alzate laterali con manubri	60″
3 × 10	Alzate a 90° con manubri	60″

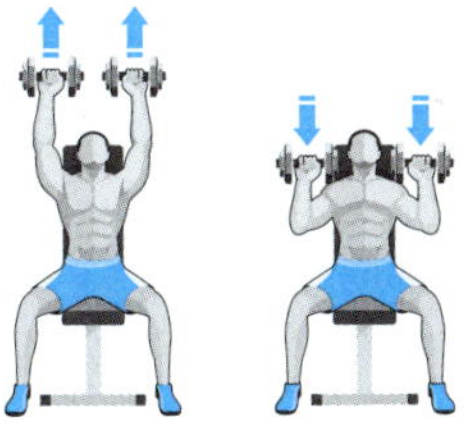

Shoulder press con manubri

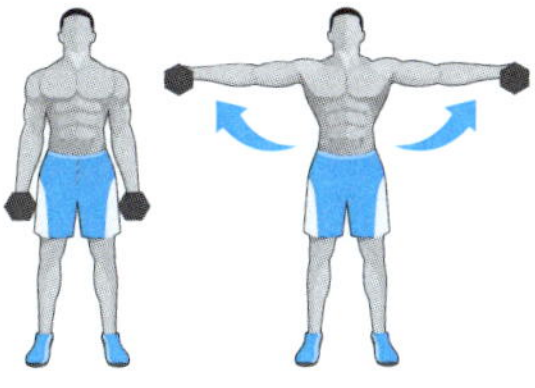

Alzate laterali con manubri

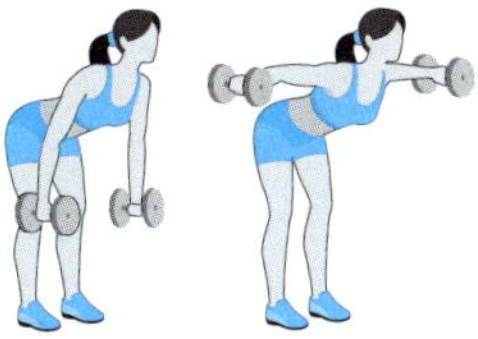

Alzate a 90° con manubri

BICIPITI

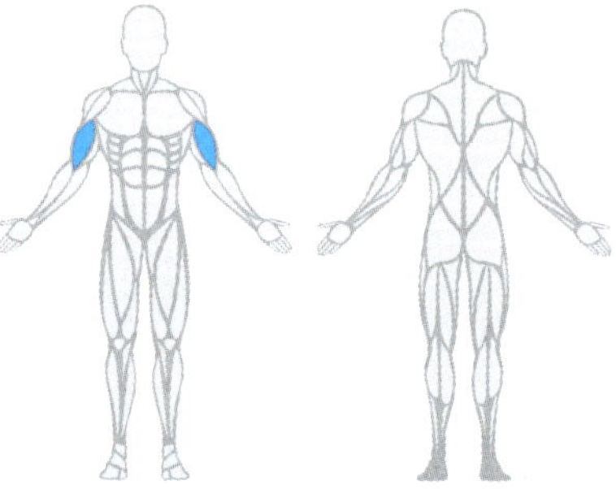

Serie × ripetizioni	Esercizio	Tempo di recupero
4 × 10	Curl in piedi con bilanciere	60″
4 × 10	Curl da seduto con manubri su panca inclinata	60″

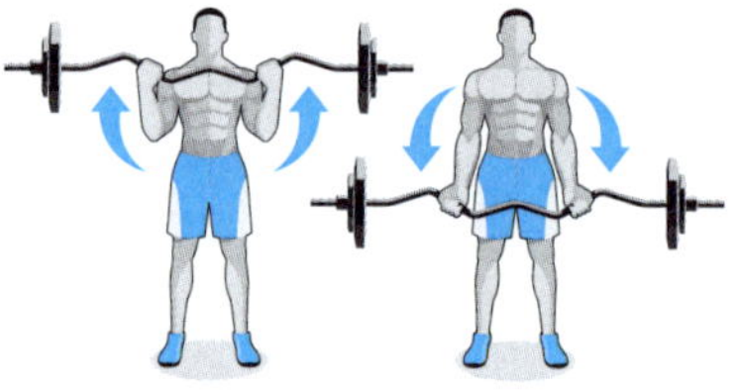

Curl in piedi con bilanciere

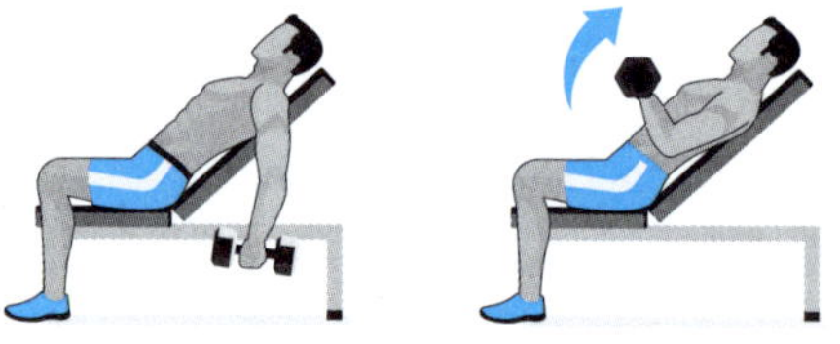

Curl da seduto con manubri
su panca inclinata

TRICIPITI

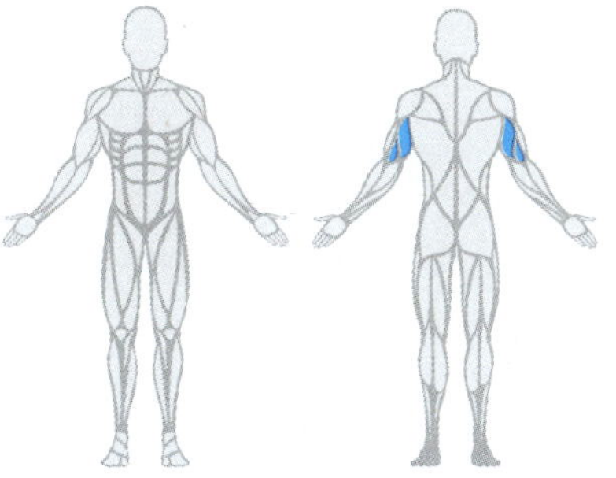

Serie × ripetizioni	Esercizio	Tempo di recupero
4 × 10	Dip su panca piana	60″
4 × 10	French press con manubri	60″

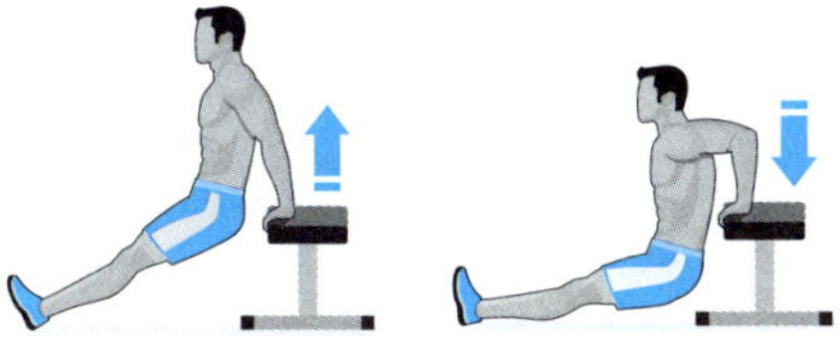

Dip su panca piana

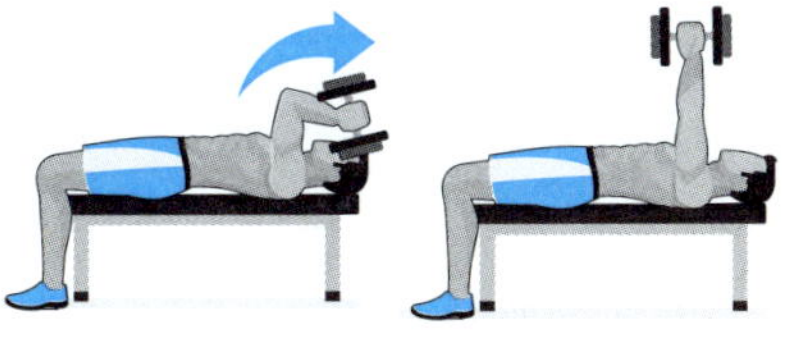

French press con manubri

GAMBE E GLUTEI

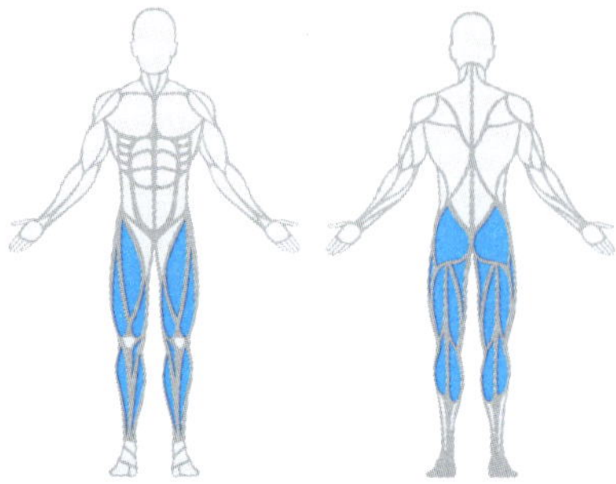

Serie × ripetizioni	Esercizio	Tempo di recupero
4 × 12	Squat	90″
3 × 10	Affondi	90″
4 × 15	Hip thrust	90″
3 × 20	Frog pumps	90″
3 × 10	Leg curl	90″
4 × 15	Calf in piedi	90″

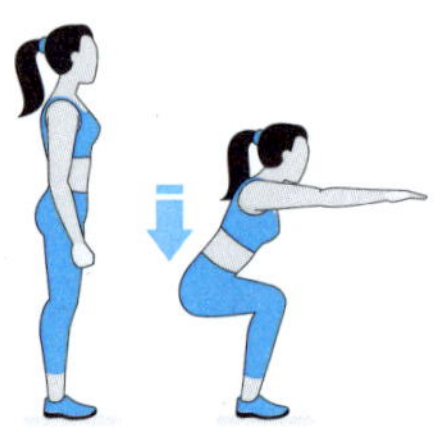

Squat

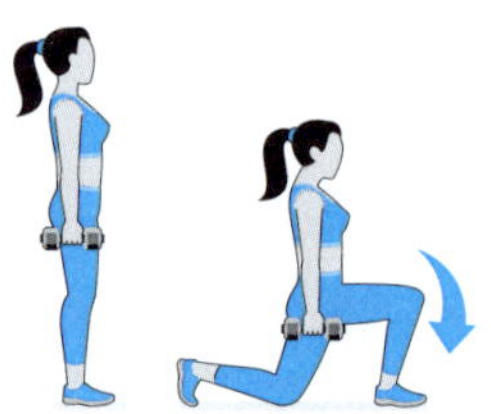

Affondi

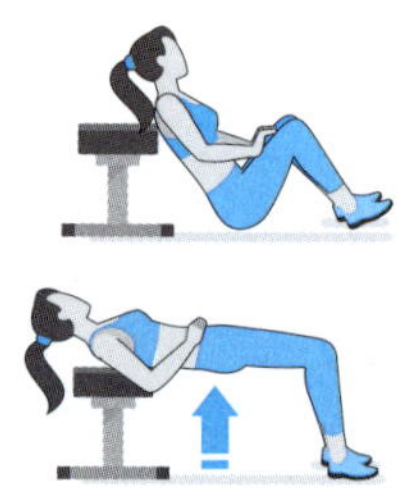

Hip thrust

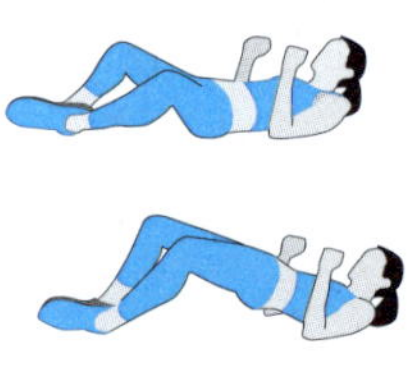

Frog pump

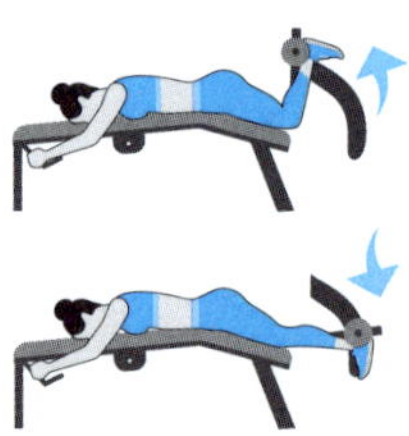

Leg curl

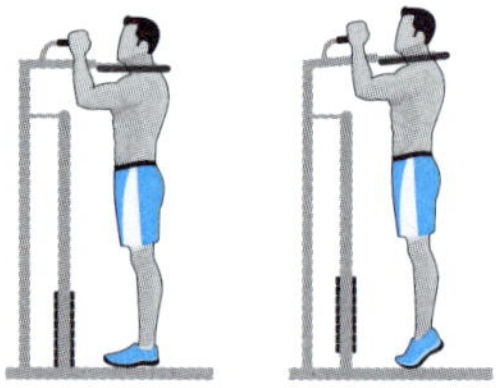

Calf in piedi

ADDOMINALI

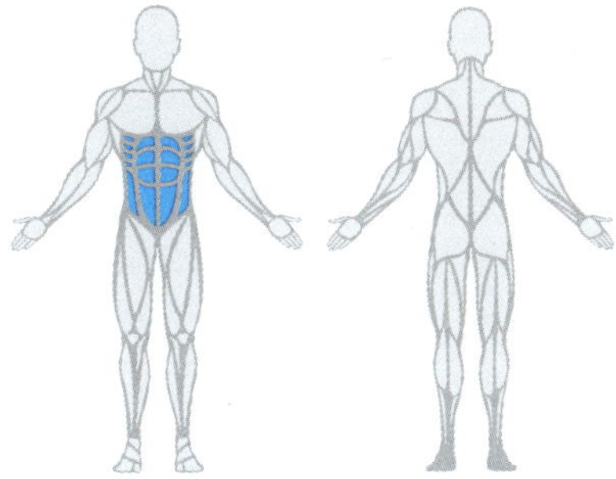

Serie × ripetizioni	Esercizio	Tempo di recupero
4 × 20	Crunch	45″
4 × 20	Plank	45″

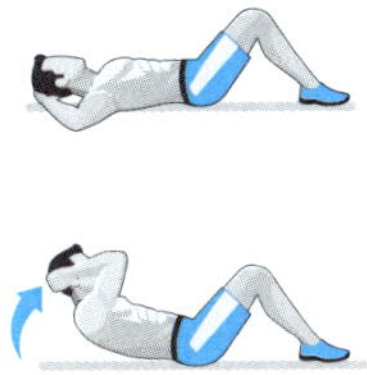

Crunch

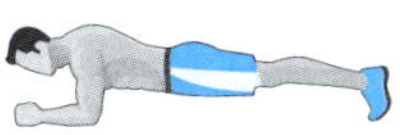

Plank

Una nota per i principianti

Qualsiasi allenamento con i pesi richiederà una fase iniziale di preparazione, durante la quale stimolare in maniera graduale e progressiva tutta la muscolatura, per permettere alle strutture tendinee di adattarsi allo sforzo ed evitare gli infortuni. Questa preparazione comprende un esercizio per ogni gruppo muscolare con l'ausilio di carichi moderati.

È consigliabile che il periodo di preparazione duri almeno due mesi, durante i quali dovrete allenarvi prima 2, poi 3 volte a settimana.

In questa fase vi suggerisco di recuperare per un periodo un po' più lungo, per permettere ai tessuti non ancora allenati di riposare.

ALLENAMENTO PREPARATORIO

Serie × ripetizioni	Esercizio	Tempo di recupero
3 × 10	Croci su panca piana	90″
3 × 10	Lat machine avanti	90″
3 × 10	Alzate laterali con manubri	90″
3 × 10	Curl in piedi con bilanciere	90″
3 × 10	Tricipiti in piedi ai cavi	90″
3 × 10	Squat	90″
3 × 15	Crunch	60″

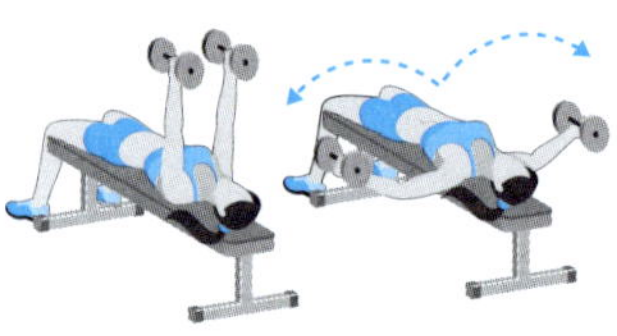

Croci su panca piana

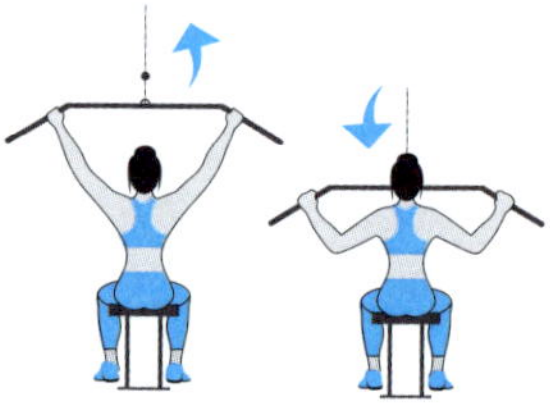

Lat machine avanti

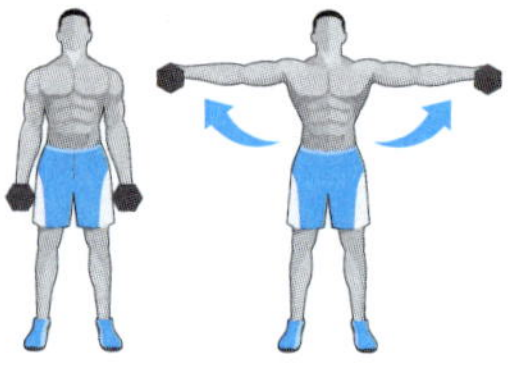

Alzate laterali con manubri

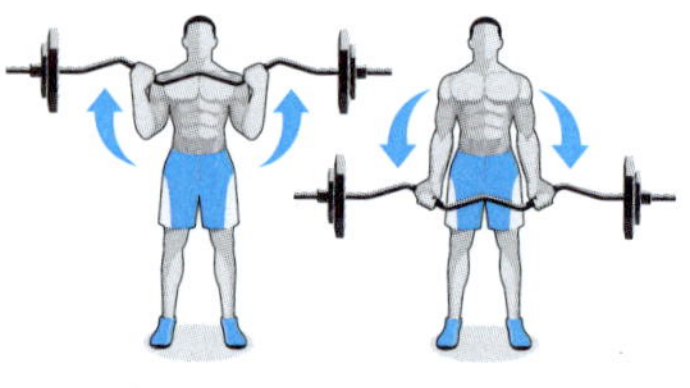

Curl in piedi con bilanciere

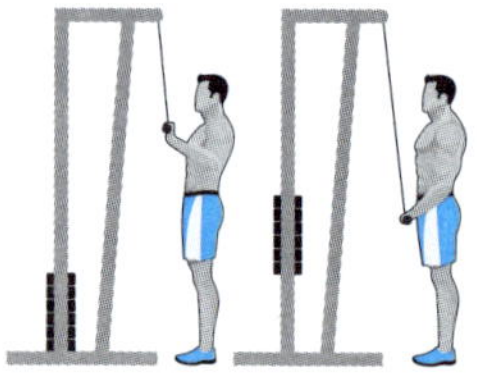

Tricipiti in piedi ai cavi

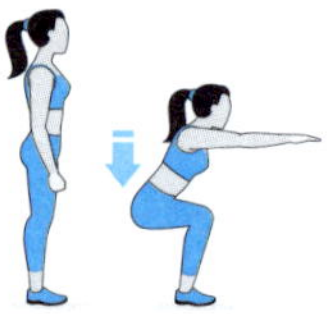

Squat

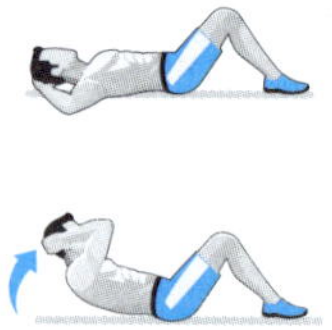

Crunch

Come eseguire correttamente gli esercizi

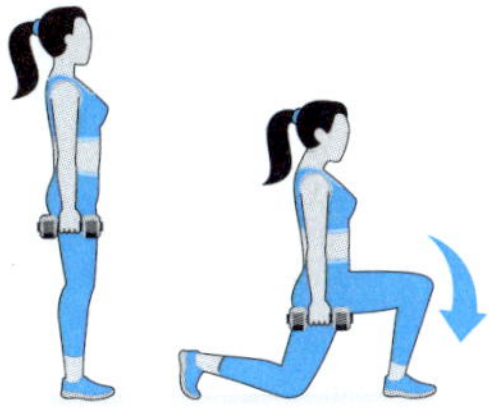

Affondi

In piedi, con le gambe leggermente flesse, i glutei e gli addominali contratti, muovete un passo con il piede destro, piegando entrambe le gambe in modo da formare angoli di 90°. Ripetete con l'altro piede. In discesa, il ginocchio deve essere allineato con la punta del piede.

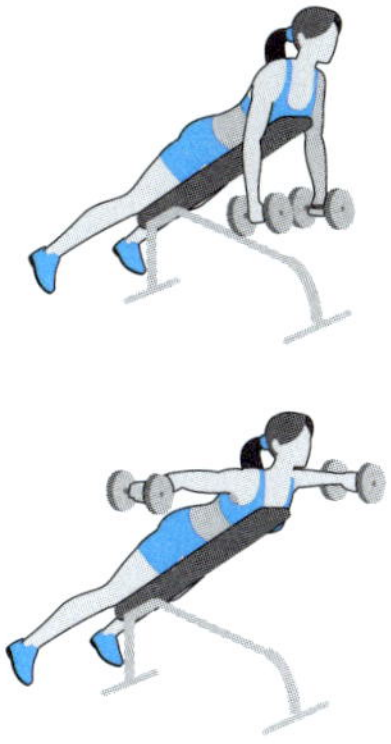

Alzate a 45° con manubri

Sdraiati a pancia in giù sulla panca inclinata a 45°, con i glutei e gli addominali contratti (per proteggere la schiena), impugnate i manubri e sollevateli fino a disporre le braccia parallele al suolo, mantenendo i gomiti leggermente flessi. Discendete lentamente.

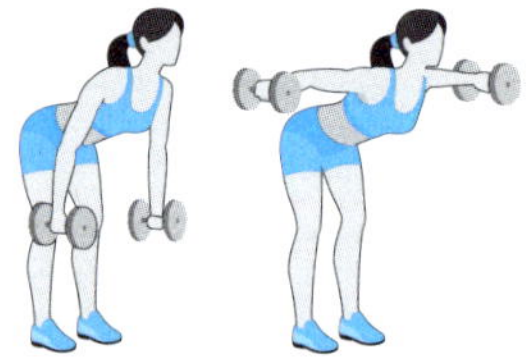

Alzate a 90° con manubri

In piedi, flessi in avanti (formando con il corpo un angolo non superiore ai 90°), impugnate i pesi con le braccia leggermente piegate. Sollevatele e portatele parallele al suolo, poi discendete lentamente.

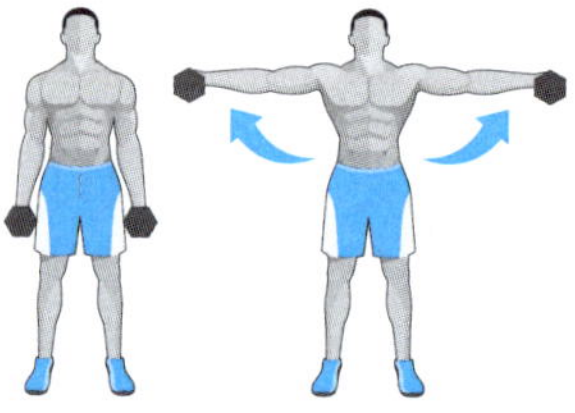

Alzate laterali con manubri

In piedi, con le gambe leggermente flesse, i glutei e gli addominali contratti, impugnate i pesi con le braccia non del tutto tese, quindi sollevatele sino a disporle parallele al suolo. Discendete lentamente.

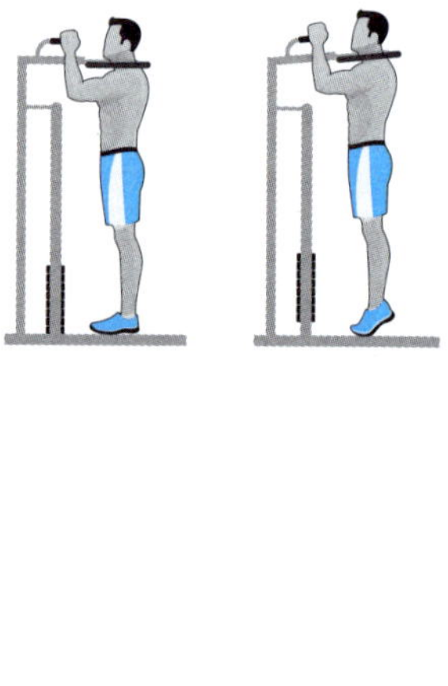

Calf in piedi

In piedi, con le gambe leggermente flesse, i glutei e gli addominali contratti, poggiate l'avampiede a terra, oppure sul gradino dell'apposito attrezzo, e spingete verso l'alto eseguendo una flessione plantare. Sentirete contrarsi il polpaccio. Se state utilizzando la macchina, fate attenzione a non scendere con il tallone sotto il livello del gradino: facendolo, iperstimolereste il tendine di Achille.

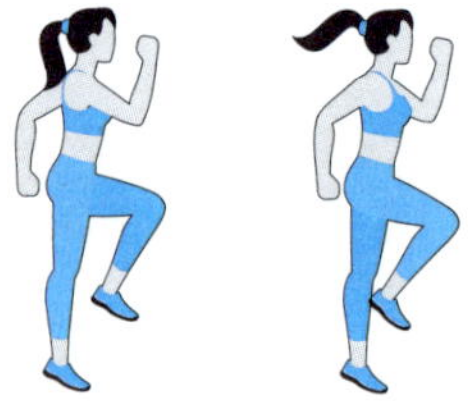

Corsa sul posto

Simulate una corsa stando fermi sul posto, evitando di battere eccessivamente i piedi a terra.

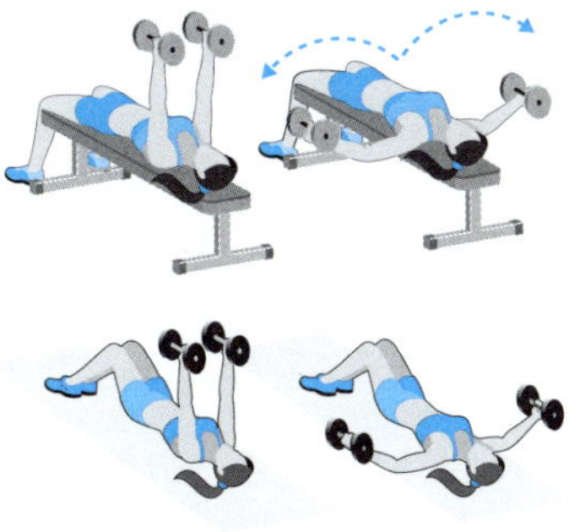

Croci su panca piana / Croci a terra

Sdraiati su una panca piana oppure a terra, con le piante dei piedi ben poggiate al suolo e gli addominali contratti, impugnate i pesi e portateli di fronte a voi, con le braccia leggermente flesse. I pesi dovranno essere paralleli e toccarsi. Aprite ora le braccia lentamente, finché risulteranno quasi parallele al pavimento, poi risalite. Per meglio concentrare l'esercizio sui pettorali, evitate di staccare le spalle dalla panca o da terra.

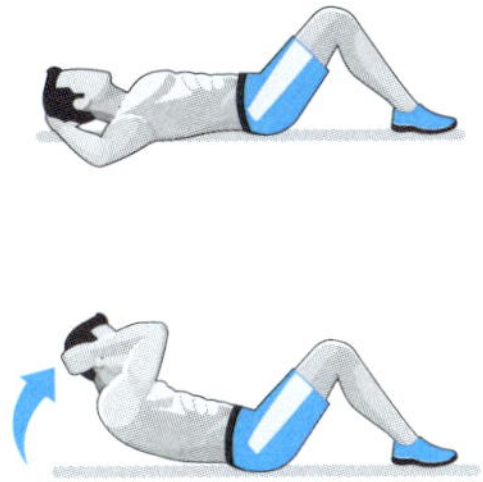

Crunch

Sdraiati a terra o su una panca piana, con le gambe flesse e le piante dei piedi poggiate a terra, allacciate le mani dietro la testa e aprite bene i gomiti. Sollevate ora la parte alta della schiena contraendo gli addominali: se l'esercizio è eseguito correttamente, il capo non si fletterà e i muscoli del collo saranno rilassati.

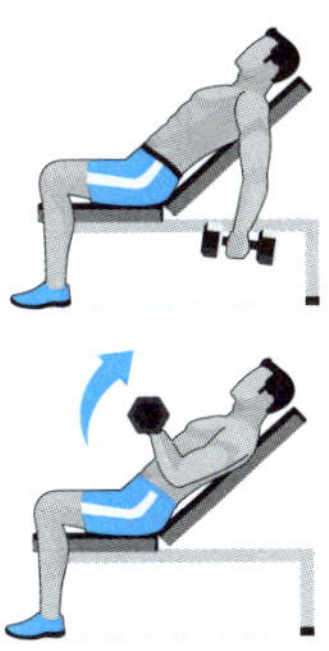

Curl da seduto con manubri su panca inclinata

Seduti su una panca inclinata a 60°, fate ben aderire la schiena allo schienale e appoggiate le piante dei piedi a terra. Impugnate i pesi e distendete le braccia lungo i fianchi (facendo attenzione a non iperestendere i gomiti), quindi sollevate il peso flettendo il gomito sino a formare un angolo di 90°.

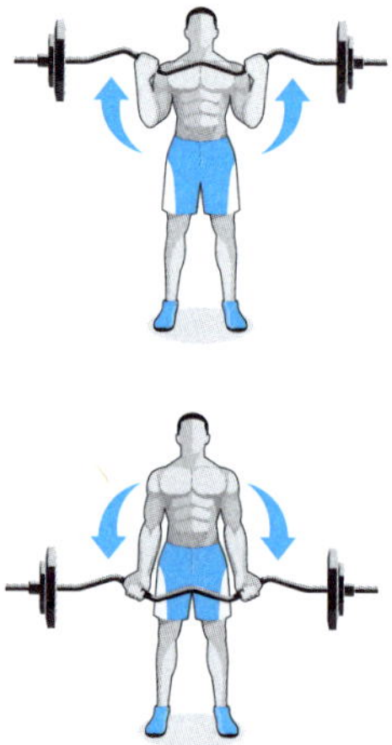

Curl in piedi con bilanciere

In piedi, con le gambe leggermente flesse, i glutei e gli addominali contratti, afferrate il bilanciere alla larghezza delle vostre spalle, in modo da avere i palmi delle mani rivolti in avanti. Distendete ora le braccia (senza iperestendere i gomiti) e flettetele fino a formare con i gomiti un angolo di 90°, concentrando lo sforzo sui bicipiti. Ridistendete lentamente. Durante l'esecuzione, il bacino deve rimanere fermo, le gambe restare leggermente flesse e la schiena non deve iperestendersi.

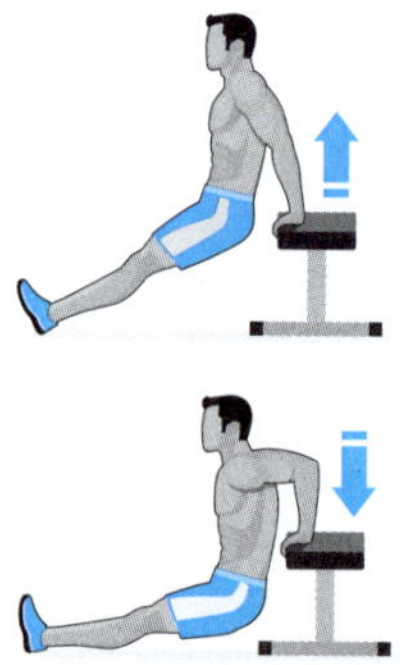

Dip su panca piana

Sedetevi su una panca piana (o su una superficie ben assicurata al suolo) e portate le mani ai lati del bacino. Con i piedi al suolo, avanzate con il bacino fino a superare la panca (dove rimarranno solo le mani). Scendete con il bacino fino a creare un angolo di 90° con i gomiti, quindi risalite concentrando lo sforzo sui tricipiti, evitando di iperestendere i gomiti.

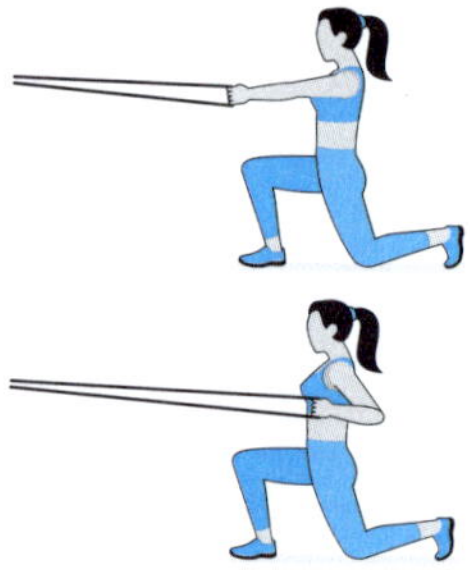

Dorsali con elastico

Assicurate l'elastico a un supporto resistente (per esempio un termosifone oppure la maniglia di una finestra) e impugnate le estremità con le due mani. Posizionatevi a una distanza che vi consenta di portarlo in tensione, quindi poggiate un ginocchio a terra, formando con l'altro un angolo di 90°. Tenendo gli addominali contratti, tirate l'elastico portando indietro i gomiti e mantenendoli attaccati al corpo, quindi rilasciate lentamente allungando le braccia in avanti.

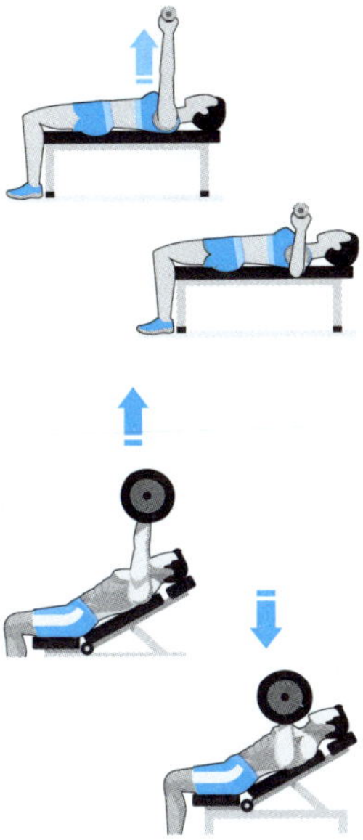

Estensioni su panca piana / Estensioni su panca inclinata a 30°

Sdraiatevi su una panca piana (cioè parallela a terra) oppure inclinata a 30°, appoggiate le piante dei piedi a terra e accentuate lievemente la lordosi lombare. Impugnate il bilanciere e distendete le braccia di fronte a voi: scendete fino a creare con i gomiti angoli di 90° (il bilanciere dovrà sfiorare il petto), poi risalite distendendo totalmente le braccia.

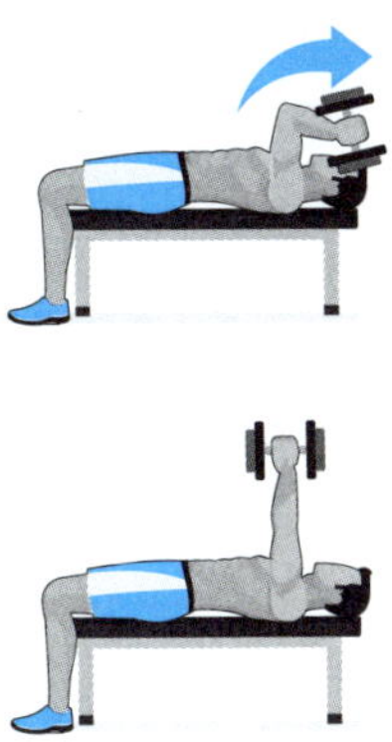

French press con manubri

Sdraiati su una panca piana, con la schiena ben aderente alla superficie d'appoggio, brandite i manubri come se fossero martelli (con le nocche all'esterno e le dita all'interno), quindi distendete le braccia di fronte a voi. Piegate le braccia creando un angolo di 90°, tenendo i gomiti fermi, quindi distendete nuovamente.

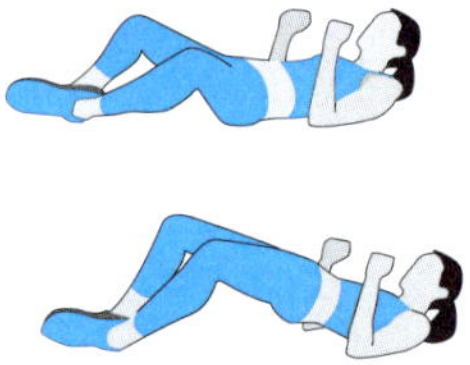

Frog pump

È una variante dell'hip thrust. Sdraiati, con le piante dei piedi che si toccano tra loro, assumete una posizione a rana piegando le gambe e allargando verso l'esterno le ginocchia. Con i gomiti poggiati a terra per darvi stabilità, contraete glutei e addominali e sollevate da terra la zona lombare, rialzando il bacino. Portate di nuovo i fianchi a terra e ricominciate.

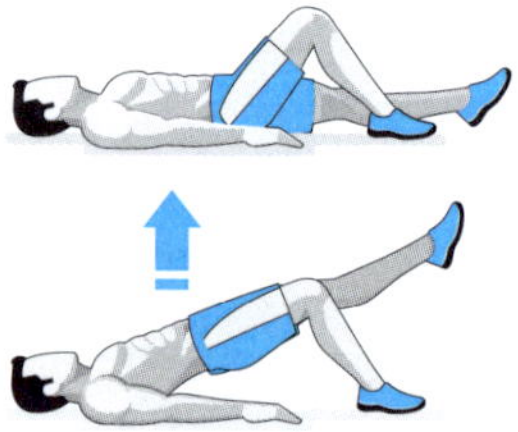

Glute bridge a una gamba

Schiena a terra, una gamba distesa e l'altra flessa con il piede totalmente poggiato a terra. Si sollevano i fianchi contraendo i glutei e la gamba distesa si alza dal pavimento mantenendosi tale, mentre la gamba con il piede a terra forma un angolo di 90°. Quindi si ridiscende lentamente evitando di toccare con i glutei il suolo.

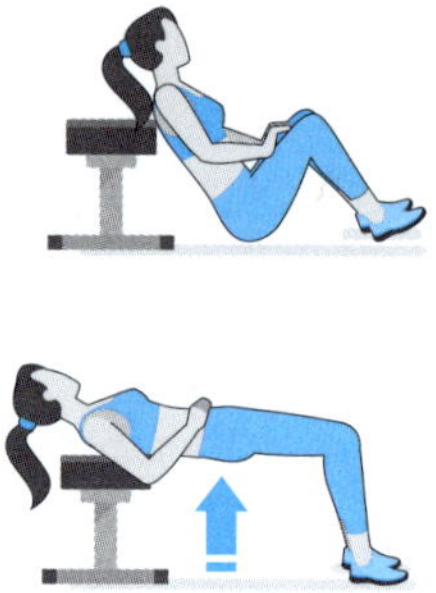

Hip thrust

Questo esercizio si può eseguire con l'ausilio di una macchina oppure su una panca piana. In entrambi i casi, sedetevi a terra e poggiate sulla panca o sulla superficie predisposta la parte alta della schiena e, al suolo oppure sulla pedana, le piante dei piedi. In entrambi i casi vi troverete con le gambe flesse. Portate il peso sul bacino e spingete i glutei verso l'alto, mantenendo la posizione per uno o due secondi prima di ridiscendere lentamente.

Hyperextension

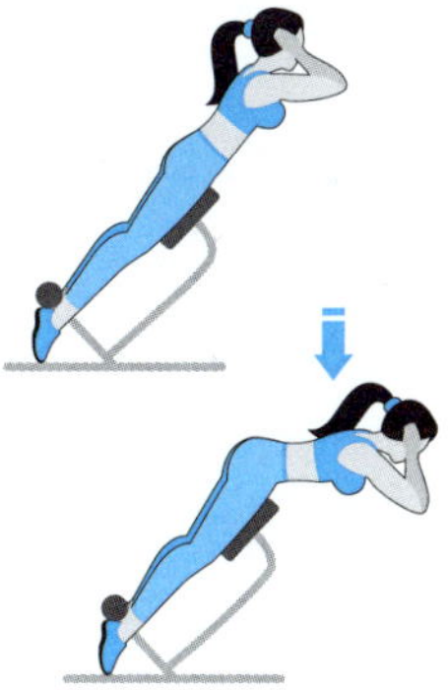

Prima di tutto regolate la lunghezza della superficie d'appoggio dell'attrezzo, che dovrà arrivarvi appena al di sotto delle creste iliache, per permettere un agevole movimento di flessione del tronco. Salite quindi sulla pedana. Flettetevi in avanti e poi distendetevi. Per non sollecitare le faccette articolari, abbiate cura di non superare con la schiena l'ideale linea retta che essa forma con gli arti inferiori.

Hyperextension con pancia a terra

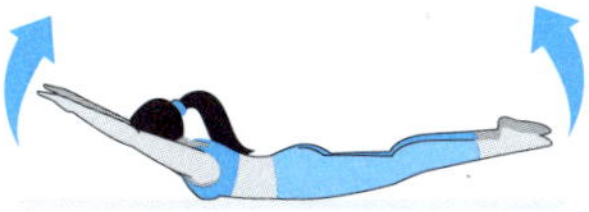

Sdraiatevi su un materassino con la pancia verso il basso, le gambe tese e le braccia allungate oltre la testa. Contraete glutei e lombari, sollevando leggermente le gambe e le braccia: mantenete uno o due secondi, quindi discendete lentamente.

Lat machine a presa inversa

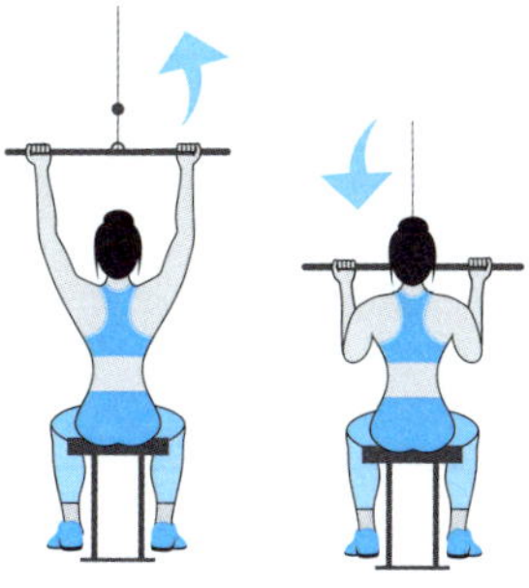

Sedetevi sull'attrezzo, con le piante dei piedi ben appoggiate a terra. Inclinate leggermente il tronco all'indietro e impugnate l'asta alla larghezza delle vostre spalle, con i palmi delle mani rivolti verso di voi. Tirate verso il petto fino a sfiorarlo, tenendo i gomiti ben aperti, quindi distendete di nuovo gli arti superiori.

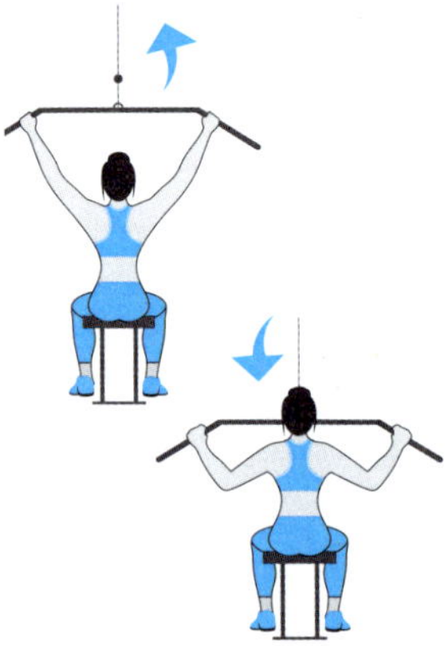

Lat machine avanti

Sedetevi sull'attrezzo, con le piante dei piedi ben appoggiate a terra. Inclinate leggermente il tronco all'indietro e impugnate l'asta nei pressi della curvatura, con i palmi delle mani rivolti all'esterno. Tirate verso il petto fino a sfiorarlo, tenendo i gomiti ben aperti, quindi distendete di nuovo gli arti superiori.

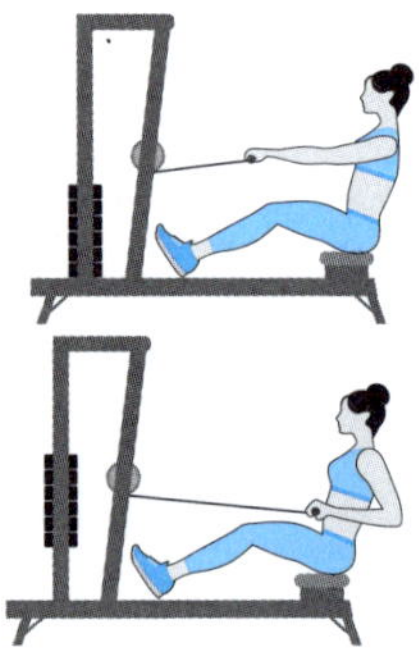

Lat pulley a presa larga

Sedetevi sull'attrezzo con la schiena diritta e i piedi ben appoggiati sulle apposite pedane. Afferrate l'asta (oppure le maniglie) alla larghezza delle spalle e portate i gomiti vicini al corpo, in modo da formare un angolo di 90°. Distendete le braccia e tirate nuovamente senza aprire i gomiti: dovrete sentirli strisciare sui fianchi.

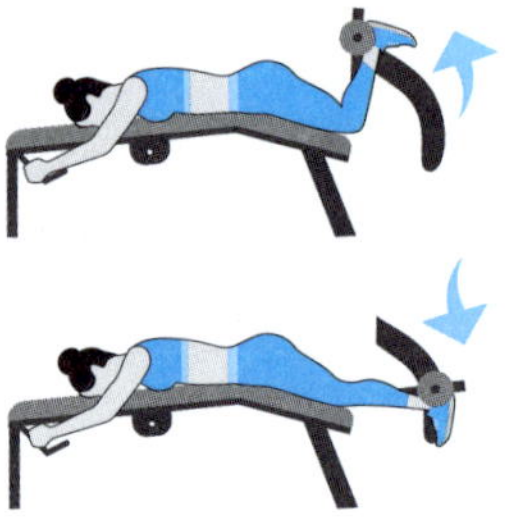

Leg curl

Sdraiatevi sull'attrezzo a pancia in giù e infilate le gambe sotto l'apposita l'imbottitura, all'altezza delle caviglie. Avvertirete un incremento della lordosi, che dovrà essere minimo: se così non fosse, scendete e riposizionatevi. Sollevate le gambe piegando le ginocchia e, lentamente, tornate in posizione. Per sollecitare in maniera esclusiva i femorali, vi consiglio di tenere le punte dei piedi rivolte verso il basso.

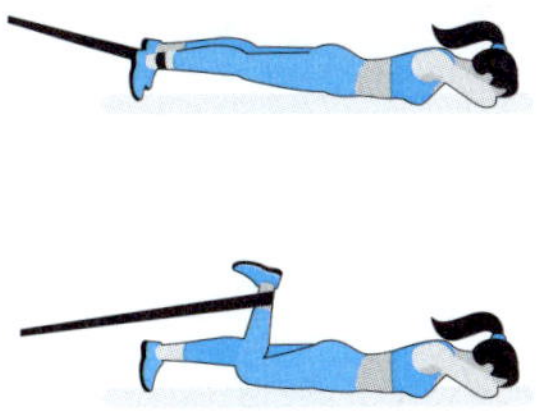

Leg curl a terra

Assicurate l'elastico a un supporto resistente (per esempio un termosifone oppure la gamba di un tavolo) e passatelo attorno alla caviglia destra. Posizionatevi a una distanza che vi consenta di portarlo in tensione, quindi sdraiatevi a pancia in giù, appoggiando la fronte sulle mani sovrapposte e le gambe tese. Piegate ora la gamba destra fino a creare con il ginocchio un angolo di 90°, poi ritornate lentamente nella posizione di partenza. Una volta terminate le ripetizioni con la gamba destra, ripetete con la sinistra.

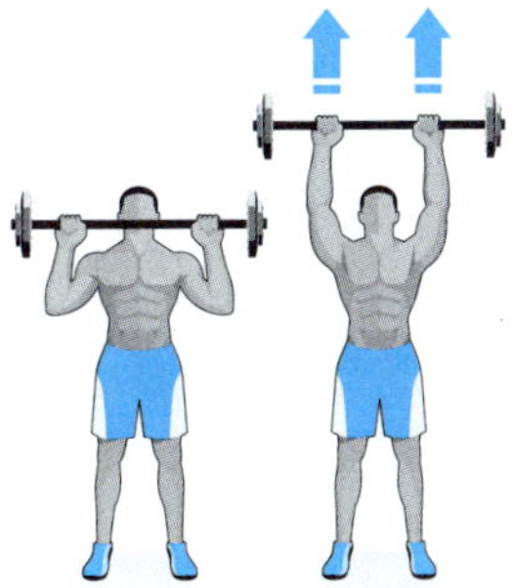

Military press

In piedi, con le gambe leggermente flesse, i glutei e gli addominali contratti, impugnate un bilanciere con una presa leggermente più larga delle vostre spalle, tenendo i palmi delle mani rivolti verso l'esterno. Acquisite ora la posizione di partenza: sollevate il bilanciere e chiudete del tutto l'angolo dei gomiti: ve lo ritroverete all'altezza delle clavicole. Abbassate le scapole, spingete il petto in fuori e verificate che i gomiti siano in linea con i polsi, quindi spingete il bilanciere in alto facendogli percorrere una traiettoria "a parentesi", che vi consentirà di evitare mento e faccia, e terminando con le braccia tese in alto. Mi raccomando, cercate di non iperestendere i gomiti e di non inarcare la schiena. Soprattutto nelle fasi iniziali, è consigliabile eseguire questo esercizio sotto la guida di un esperto.

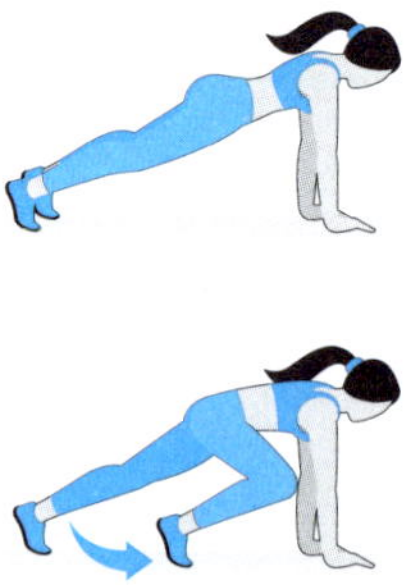

Mountain climber

Su un materassino, poggiate a terra i palmi delle mani e gli avampiedi, alla lunghezza naturale del vostro corpo. Stendete le braccia e contraete gli addominali, quindi flettete le gambe alternativamente, portando le ginocchia al petto.

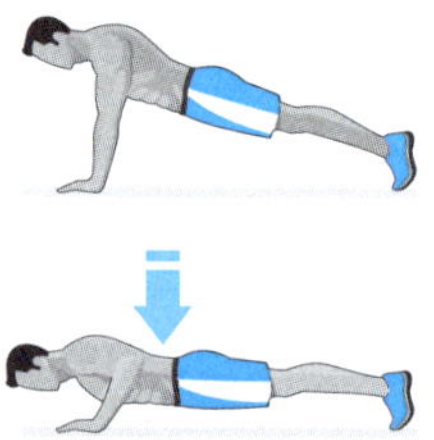

Piegamenti sulle braccia / Piegamenti sulle braccia con piedi su gradino

Su un materassino, poggiate a terra i palmi delle mani e gli avampiedi. Le mani dovranno essere appena più sotto rispetto alle spalle; se volete far lavorare soprattutto i tricipiti e i deltoidi dovrete posizionarle alla larghezza delle spalle, mentre per concentrare il lavoro su petto e deltoidi dovrete piazzarle oltre le spalle. Tenendo gli addominali contratti, distendete totalmente le braccia (evitando di iperestendere i gomiti), poi scendete lentamente sino a sfiorare con il petto il pavimento. Questo esercizio può essere svolto anche portando i piedi su un gradino o su un rialzo: lo sforzo risulterà così più intenso.

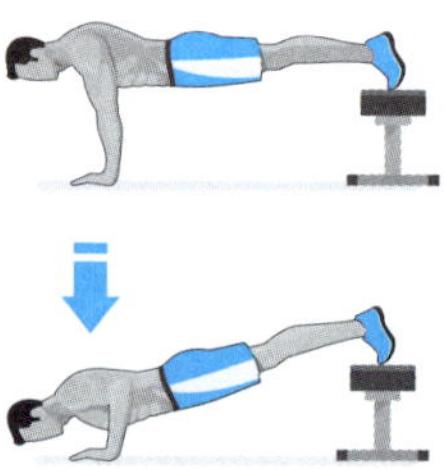

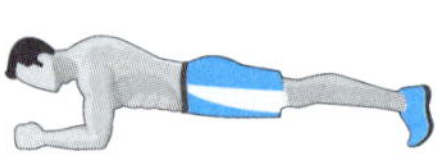

Plank

Sdraiatevi su un materassino a pancia in giù, quindi puntate a terra gli avampiedi e tutta la superficie laterale degli avambracci. Contraete gli addominali e sollevatevi, mantenendo il corpo parallelo al suolo: rimanete in questa posizione senza perdere la linea retta che si creerà tra il tronco e gli arti inferiori.

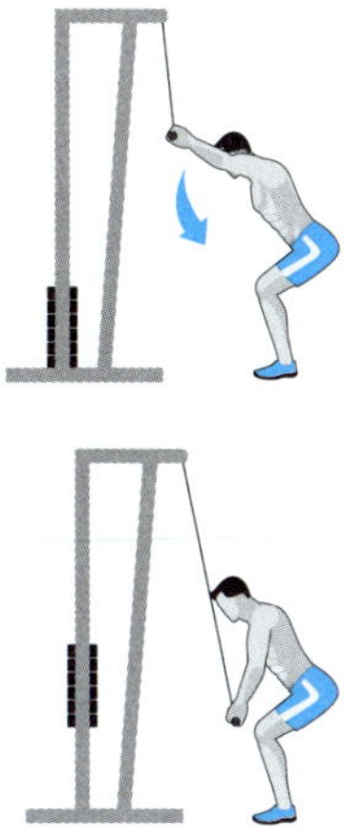

Pull down

In piedi davanti alla lat machine, con gli addominali contratti, il busto protratto in avanti in modo da formare un angolo di circa 45° e le gambe leggermente flesse, afferrate l'asta con le mani. I gomiti non dovranno mai essere iperestesi. Mantenendo inalterato l'angolo fra gli arti inferiori e il tronco, tirate l'asta verso il basso, fino a sfiorare il bacino, quindi ritornate nella posizione di partenza.

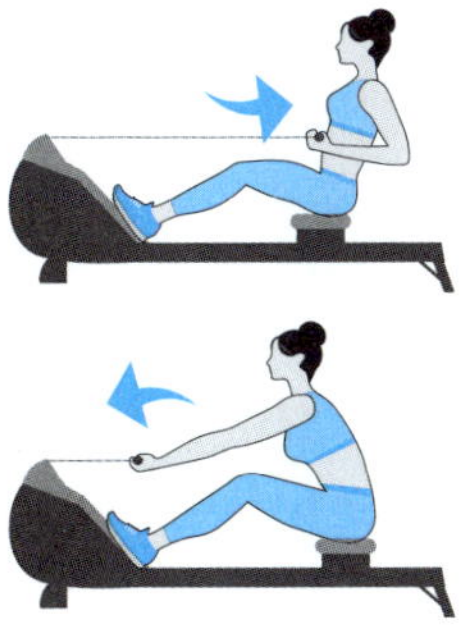

Pulley basso

Sedetevi sull'attrezzo con la schiena diritta e i piedi ben appoggiati sulle apposite pedane. Afferrate l'asta (oppure le maniglie) con una presa più stretta delle vostre spalle e portate i gomiti vicini al corpo, in modo da formare un angolo di 90°. Distendete le braccia e tirate nuovamente senza aprire i gomiti: dovrete sentirli strisciare sui fianchi.

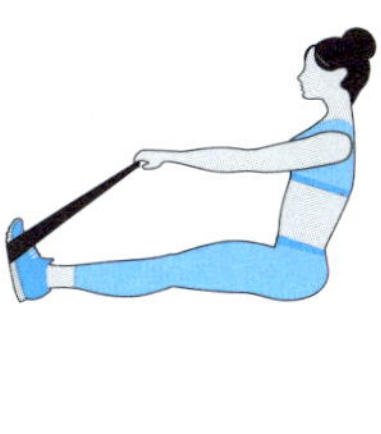

Pulley basso con elastico

Seduti a terra, con le gambe tese e la schiena diritta, passate l'elastico sotto le piante dei piedi. Afferratene

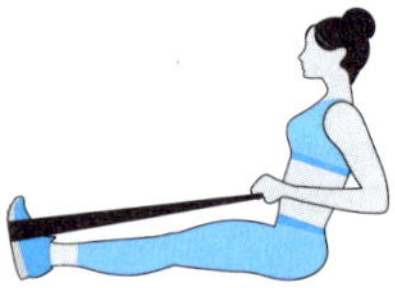

le estremità con le mani e tiratelo verso di voi, portando i gomiti vicini al corpo, in modo da formare un angolo di 90°. Distendete le braccia e tirate nuovamente senza aprire i gomiti: dovrete sentirli strisciare sui fianchi.

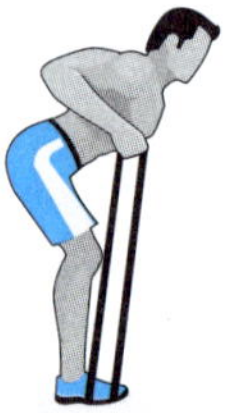

Rematore con manubri o elastico

Questo esercizio può essere eseguito sia con due manubri sia con un elastico passato sotto la pianta dei piedi e impugnato alle estremità. In piedi, con le gambe leggermente piegate, i glutei e gli addominali contratti, flettete il busto in avanti tenendo la schiena diritta. Tirate l'elastico (o il peso) facendolo strisciare lungo i fianchi e proiettando i gomiti all'indietro, quindi distendete nuovamente le braccia.

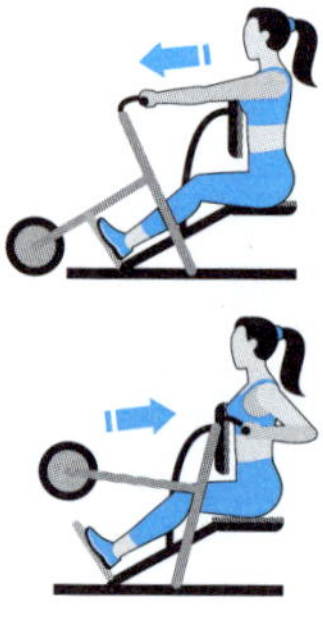

Rowing a presa larga

Sedetevi sull'apposito attrezzo con la schiena diritta e i piedi ben fermi sulle pedane. Appoggiate il petto all'imbottitura, quindi afferrate le aste e piegate i gomiti, creando due angoli di 90°.

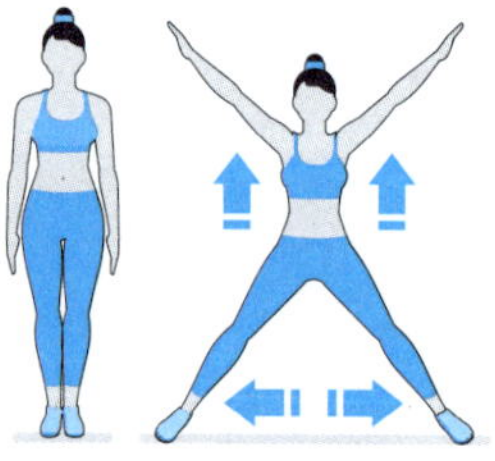

Saltelli laterali

Saltellate sul posto, accompagnando il movimento di apertura e chiusura delle gambe con il sollevamento e la discesa delle braccia.

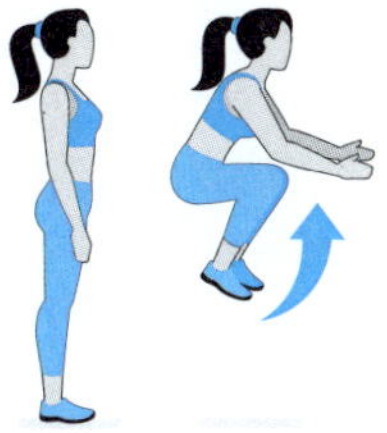

Salti con ginocchia al petto

Saltate sul posto portando contemporaneamente le due ginocchia al petto.

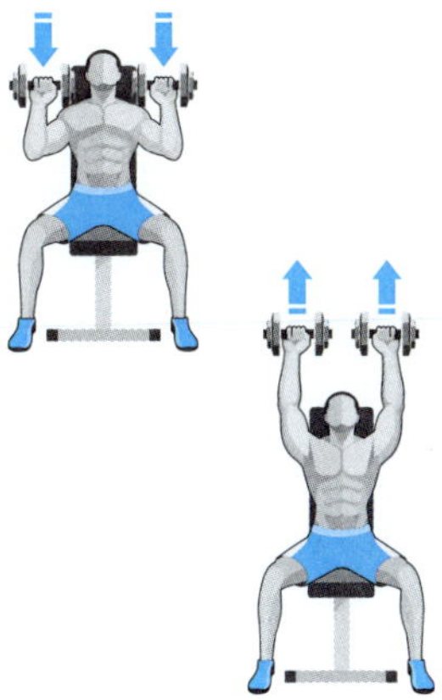

Shoulder press con manubri

Sedetevi su una panca inclinata a 80°, con le piante dei piedi ben poggiate a terra e gli addominali contratti. Impugnate i manubri, aprite le braccia e portatele parallele al suolo. Ora piegate i gomiti fino a formare un angolo di 90°: questa sarà la vostra posizione di partenza. Spingete i manubri verso l'alto, cercando di non far scivolare indietro le spalle. Distendete totalmente le braccia e ritornate lentamente alla posizione di partenza.

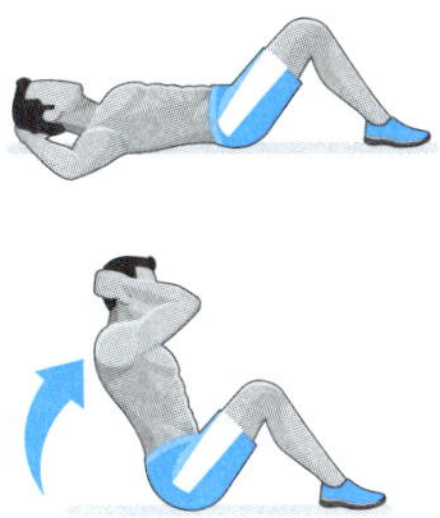

Sit up

Sdraiati a terra, con le gambe flesse e le piante dei piedi poggiate a terra, allacciate le mani dietro la testa e aprite bene i gomiti. Salite con il tronco contraendo gli addominali: quando sarete quasi seduti, mantenete la posizione prima di scendere lentamente, appoggiando a terra una vertebra per volta. Mi raccomando, fate attenzione a non sollecitare i muscoli del collo, che dovrà essere sorretto dalle mani.

Skip a gambe alternate

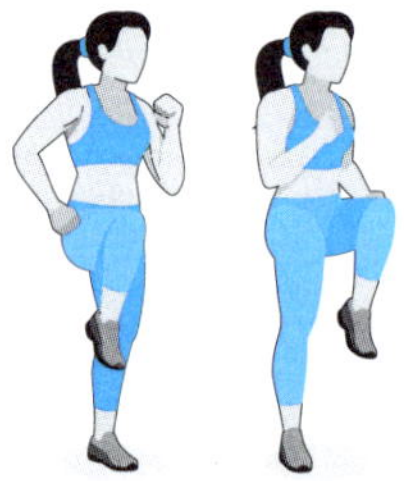

Correte sul posto portando alternativamente le due ginocchia al petto, cercando di far loro raggiungere un angolo di 90°.

Squat / Squat con carico

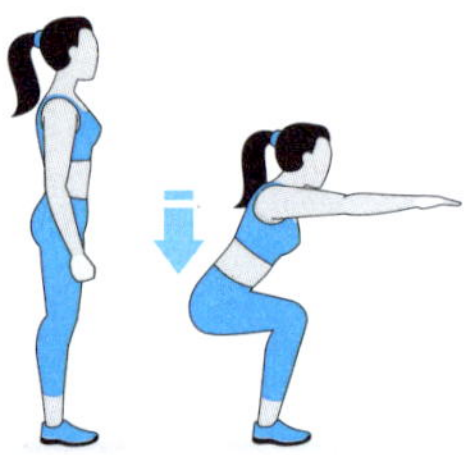

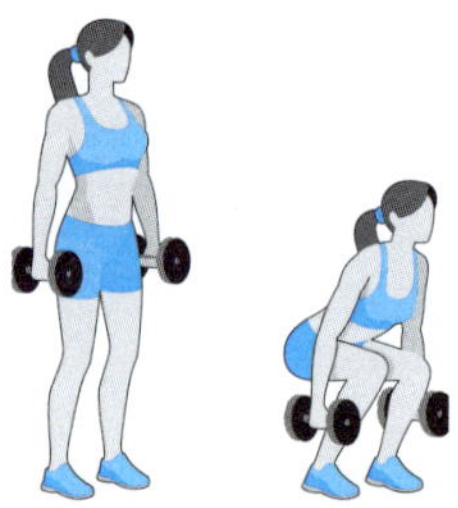

Posizionatevi con i piedi alla larghezza delle spalle (oppure lievemente maggiore, a seconda della muscolatura da sollecitare), tenendo le ginocchia in asse con le punte dei piedi. Scendete flettendo le ginocchia, avendo cura di mantenere il bilanciere, se presente, allineato alle caviglie (il tronco, quindi, non dovrà sbilanciarsi né in avanti né all'indietro) e di non superare la punta dei piedi con le ginocchia. Qualora piegaste le ginocchia fino a formare un angolo inferiore a 90°, per non sovraccaricarle dovrete ridurre il carico.

Squat con saltello

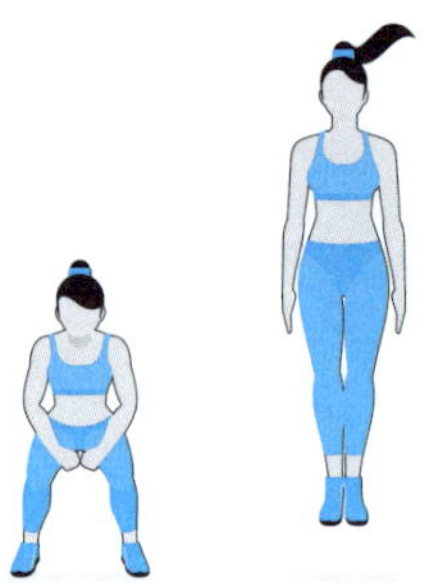

Posizionatevi con i piedi alla larghezza delle spalle (oppure lievemente maggiore, a seconda della muscolatura da sollecitare), tenendo le ginocchia in asse con le punte dei piedi. Scendete flettendo le ginocchia, avendo cura di mantenere le spalle allineate alle caviglie (il tronco, quindi, non dovrà sbilanciarsi né in avanti né all'indietro) e di non superare la punta dei piedi con le ginocchia. La risalita dovrà essere energica e fluire naturalmente in un saltello a gambe e braccia tese, al termine del quale atterrerete flettendo le ginocchia.

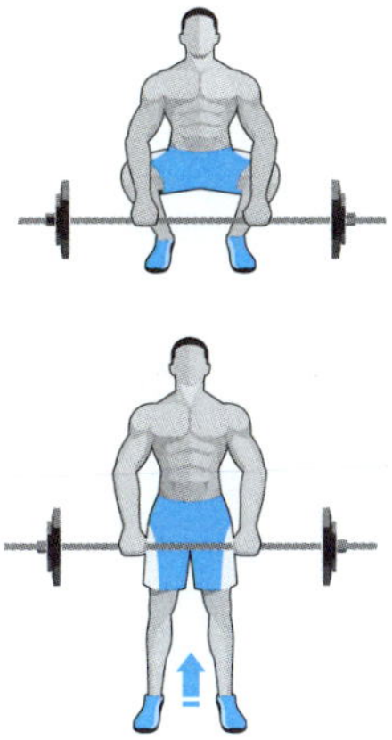

Stacchi da terra

Con i piedi in posizione naturale, flettete le gambe e chinatevi mantenendo la schiena diritta e gli addominali contratti, fino ad afferrare il bilanciere. La presa migliore è con entrambe le mani rivolte verso di voi, disposte alla larghezza delle spalle. Iniziate il sollevamento spingendo prevalentemente con le gambe, stando attenti a mantenere invariate le curve naturali della colonna vertebrale. Il bilanciere dovrà scivolarvi sulle tibie. Superate le ginocchia, la schiena tornerà in posizione eretta e potrete concludere l'esercizio in piedi, per poi ridiscendere lentamente.

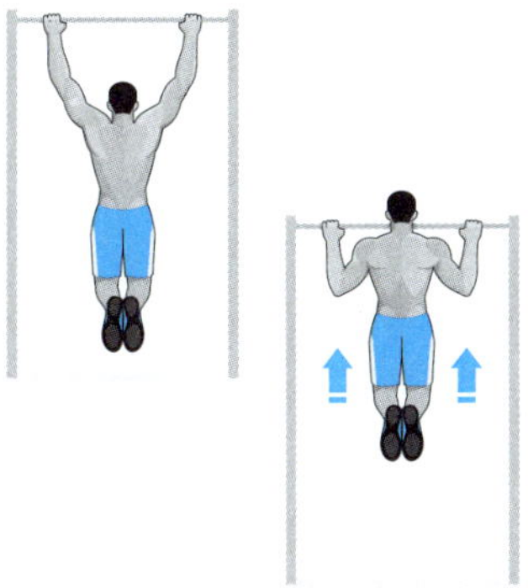

Trazioni alla sbarra

Appendetevi alla sbarra e regolate la presa in modo che sia più larga delle spalle. Inclinate il tronco leggermente all'indietro e sollevatevi piegando i gomiti fino a formare un angolo di 90° (o inferiore).

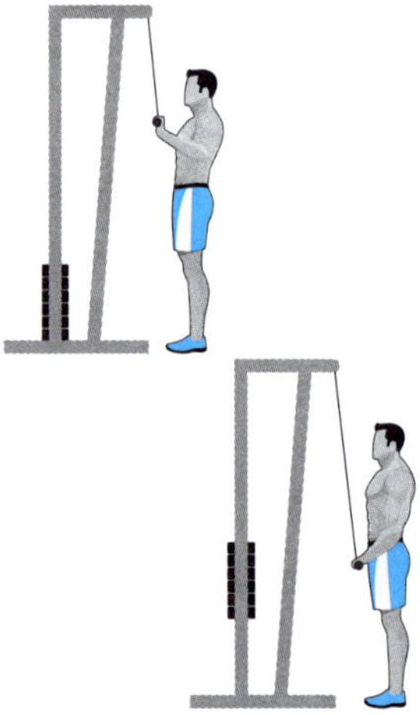

Tricipiti in piedi ai cavi

In piedi, con le gambe leggermente flesse, i glutei e gli addominali contratti, e il busto leggermente flesso in avanti, impugnate la barra dell'attrezzo a una larghezza inferiore rispetto a quella delle vostre spalle, creando con i gomiti un angolo di 90°. Distendete ora totalmente le braccia verso il basso, senza iperestendere i gomiti, quindi tornate alla posizione di partenza.

La top 5 degli esercizi

Vi propongo qui di seguito quelli che ritengo i migliori esercizi da svolgere in palestra con l'intento di aumentare la massa muscolare. Dato che sono basilari, ho pensato di dedicare loro qualche riga in più, affinché possiate conoscerli meglio ed eseguirli con la massima cura possibile.

Squat

Un allenamento senza squat è come un cielo senza stelle: lo squat è l'esercizio per gli arti inferiori per antonomasia. Come ho già accennato altrove, consiste nel posizionarsi con i piedi alla larghezza delle spalle (oppure lievemente maggiore, a seconda della muscolatura da sollecitare) e le ginocchia in asse con le punte dei piedi; dovrete poi scendere flettendo le ginocchia, avendo cura di mantenere il bilanciere, se presente, allineato alle caviglie (il tronco, quindi, non dovrà sbilanciarsi né in avanti né all'indietro) e di non superare la punta dei piedi con le ginocchia.

Lo squat è un esercizio multi-articolare che rinforza la muscolatura di gambe e glutei e può essere eseguito a corpo libero o con sovraccarichi. Può naturalmente presentare delle controindicazioni: meglio rinunciarvi se avete patologie a carico dei distretti coinvolti o della colonna vertebrale. Se piegate le ginocchia fino a formare un angolo inferiore a 90°, inoltre, per non sovraccaricarle dovrete ridurre il carico.

Stacchi da terra

Più conosciuto con il nome inglese *deadlift*, peso morto, è un esercizio che coinvolge gran parte della muscolatura, ma che sollecita in particolare la regione lombare, quella dei glutei e dei muscoli posteriori della coscia. Se non siete sicuri di eseguirlo correttamente evitatelo, perché rischiereste di farvi male. Per il medesimo motivo, meglio non eccedere con i carichi. Non svolgetelo se soffrite di patologie a carico della colonna vertebrale, come le ernie.

Per eseguire gli stacchi esistono diverse tecniche, quella che vi consiglio è la seguente: con i piedi in posizione naturale, flettete le gambe e chinatevi mantenendo la schiena diritta e gli addominali contratti, fino ad afferrare il bilanciere. La presa migliore è con entrambe le mani rivolte verso di voi, disposte alla larghezza delle spalle. Iniziate il sollevamento spingendo prevalentemente con le gambe, stando attenti a mantenere invariate le curve naturali della colonna vertebrale. Il bilanciere dovrà scivolarvi sulle tibie. Superate le ginocchia, la schiena tornerà in posizione eretta e potrete concludere l'esercizio in piedi, per poi ridiscendere lentamente.

Estensioni su panca piana

È un esercizio multi-articolare che permette di far lavorare i pettorali, i deltoidi, i tricipiti e, in maniera minore, quasi tutta la muscolatura del tronco, dunque è fondamentale per uno sviluppo armonioso di questa zona. In caso di asimmetrie a carico della colonna e della muscolatura, meglio eseguirlo con manubri e non con il bilanciere. Sconsigliato in caso di lesioni nei distretti interessati dalla tensione muscolare e dal sovraccarico.

L'esecuzione perfetta prevede che vi sdraiate su una panca piana (cioè parallela a terra), che appoggiate le piante dei piedi a terra e accentuate lievemente la lordosi lombare. Impugnate il bilanciere (o i manubri) e distendete le braccia di fronte a voi: scendete fino a creare con i gomiti angoli di 90° (il bilanciere o i manubri dovranno sfiorare il petto), poi risalite distendendo totalmente le braccia.

Trazioni alla sbarra

È un esercizio completo per la muscolatura del tronco, con maggior interessamento a carico dei dorsali e dei bicipiti. Aumenta notevolmente i livelli di forza e resistenza, pertanto è un punto d'arrivo: se non siete allenati ed esperti, meglio che non vi cimentiate da soli. Sconsigliato in caso di lesioni nei distretti interessati dalla tensione muscolare e dal sovraccarico.

L'esecuzione ottimale prevede che si afferri la sbarra con una presa più larga delle spalle, quindi che si cerchi di inclinare il tronco leggermente all'indietro, in modo da non colpire la sbarra con la testa durante il sollevamento, che si ottiene piegando i gomiti fino a formare un angolo di 90° (o inferiore).

Military press

È un esercizio importante per il tronco perché permette di allenare, oltre ai deltoidi, ai tricipiti e alla parte clavicolare del pettorale, praticamente tutto il tronco, sebbene in maniera minore. Da evitare in caso di patologie della spalla o della colonna vertebrale.

L'esecuzione dovrà essere perfetta, onde evitare sovraccarichi indesiderati. Con "perfetta" intendo quanto segue:

- in piedi, con le gambe leggermente flesse, i glutei e gli addominali contratti, impugnate un bilanciere con una presa leggermente più larga delle vostre spalle, tenendo i palmi delle mani rivolti verso di voi;
- acquisite ora la posizione di partenza: sollevate il bilanciere e chiudete del tutto l'angolo dei gomiti: ve lo ritroverete all'altezza delle clavicole;

- abbassate le scapole, spingete il petto in fuori e verificate che i gomiti siano in linea con i polsi;
- spingete ora il bilanciere in alto, facendogli percorrere una traiettoria "a parentesi", che vi consentirà di evitare mento e faccia e terminando con le braccia tese in alto.

Mi raccomando: cercate di non iperestendere i gomiti e non inarcate la schiena. Soprattutto nelle fasi iniziali, è consigliabile eseguire questo esercizio sotto la guida di un esperto.

Un mantra

Rimanere costanti nell'allenamento è una delle sfide maggiori, per questo ho pensato di riassumere di seguito le principali indicazioni da tenere a mente quando vi verrà voglia di mollare o vi sentirete troppo stanchi o svogliati per infilarvi le scarpe da ginnastica e darvi da fare.

- I muscoli non hanno occhi né orecchie: non vedranno o sentiranno che vi state allenando. Non potete imbrogliarli rimanendo sul divano: sono loro, invece, che imbroglieranno voi, perché se non vi allenerete seriamente non si accorgeranno nemmeno che ci siete andati, in palestra. Voi però volete che se ne accorgano, vero?
- pianificate gli allenamenti con cura, metteteli in agenda e preparate tabelle dei vostri allenamenti: potrete consultarle durante la sessione, annotarvi i carichi che utilizzerete e le ripetizioni che eseguirete. Vi aiuterà a migliorarvi;
- se vi è possibile, allenatevi con un'altra persona, magari più esperta di voi, che possa anche "controllarvi". Vi aiuterà a rimanere costanti e a verificare la qualità del vostro lavoro. Esercizi eseguiti bene

portano a risultati migliori e alla possibilità di aumentare progressivamente i carichi;
- siate pazienti: i risultati non arrivano da un giorno all'altro, ma ogni minuto di allenamento concorre a raggiungerli!

Il terzo pilastro: una postura corretta

Gabriele, 45 anni, alto quasi 2 metri, robusto e piuttosto tonico nonostante una pancia importante: quando l'ho visto in attesa davanti al mio studio ho pensato fosse un ex sportivo professionista alle prese con la ricerca della forma perduta. Mi sbagliavo: Gabriele lavora e ha sempre lavorato come camionista, il che spiega il problema che l'ha condotto da me. Le leggi della fisica vorrebbero una corporatura come la sua sbilanciata in avanti, con la schiena dolorante a livello lombare (come le donne in attesa, per capirci). Il suo malessere, invece, si concentra nel punto opposto: collo e torace.

«In che posizione guida?» gli ho chiesto.

«Seduto… con le mani alle 10:10.»

«Sì, ma lo schienale che inclinazione ha?»

«È molto reclinato, mia moglie dice che sembro sdraiato. Ma sa com'è, guido per più di dieci ore al giorno… devo stare comodo.»

Peccato che ciò che sul momento ci sembra comodo a lungo andare ci porta per direttissima dall'ortopedico.

La tensione continua che Gabriele avvertiva e che cominciava a influire negativamente sulla qualità della sua vita era dovuta sicuramente al sovrappeso e alla sedentarietà, ma anche a una postura scorretta, mantenuta giorno dopo giorno per parecchie ore.

Che cosa si intende esattamente con la parola "postura"? Secondo la madre di tutti i fisioterapisti, Florence Kendall, "la postura è rappresentata dall'insieme delle posizioni di tutte le articolazioni del corpo in un dato momento".[1]

I nostri corpi sono "progettati" per assumere una varietà di posizioni e consentirci un'infinità di movimenti, compresi naturalmente lo stare seduti o sdraiati, ma l'uomo non si è evoluto in posizione seduta, si è evoluto in posizione eretta. Non possiamo pensare che trascorrere otto o dieci ore al giorno davanti a un computer (magari un po' ingobbiti) e trascorrere il tempo rimanente sdraiati sul divano o a letto, alzandoci solo per passare da una condizione all'altra, non abbia ripercussioni su di noi. E infatti ne ha eccome.

La postura – l'atteggiamento che il nostro corpo tende ad assumere o mantiene a lungo – influisce sulla nostra salute complessiva, per questo ho deciso di inserire questo argomento come terzo pilastro del benessere.

Una cattiva postura pone le parti del corpo tra loro in una relazione scorretta, causando un aumento di tensione sulle strutture portanti e un equilibrio meno efficiente sulla base d'appoggio. In altre parole, dolori e una stabilità ridotta. Al contrario, una postura rispettosa del sistema muscolo-scheletrico condiziona positivamente non soltanto il nostro aspetto esteriore (una persona con la schiena diritta sarà esteticamente più piacevole rispetto a una che tende a stare con le spalle ricurve), ma anche le strutture del corpo, più protette dall'eventualità di lesioni o possibili deformità progressive.

Se vogliamo stare bene, dunque, è opportuno che prestiamo la dovuta attenzione non solo al peso e al tono muscolare, ma anche a quali richieste pretendiamo faccia fronte il pilastro del nostro corpo: la colonna vertebrale.

La colonna vertebrale

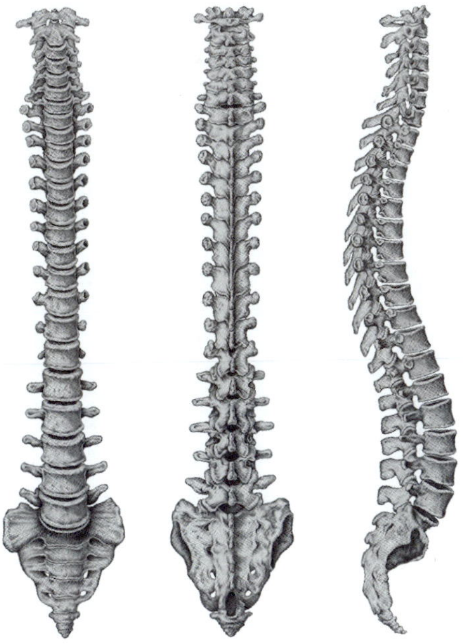

La colonna vertebrale è la principale struttura di sostegno del corpo umano: permette al nostro tronco di sollevarsi, reclinarsi e girarsi – svolgendo una funzione motoria essenziale per la vita – e protegge il midollo spinale, custodendolo al suo interno.

È costituita da segmenti ossei, le vertebre, in numero variabile tra 33 o 34, a seconda della fusione (o meno) di quelle coccigee. Come le Alpi, le vertebre sono divise in gruppi con nomi differenti in base al punto della colonna in cui sono situate. Dall'alto verso il basso troviamo:

- 7 vertebre cervicali,
- 12 vertebre toraciche,
- 5 vertebre lombari,
- 5 vertebre sacrali,
- 4 o 5 vertebre coccigee.

Le vertebre non sono tutte uguali, ma presentano alcune caratteristiche che consentono di definirle tali: nella parte anteriore un corpo voluminoso e in quella posteriore strutture laminari che delimitano il canale vertebrale, un foro nel quale passa il midollo spinale. Sono separate tra loro dai dischi intervertebrali, "cuscinetti" inseriti tra un osso e l'altro formati da un anello fibroso che abbraccia un nucleo polposo centrale, costituito per circa l'88% di acqua. I dischi intervertebrali agiscono come veri e propri ammortizzatori, quindi permettono i normali movimenti della colonna e proteggono le strutture dagli urti.

Benché si chiami "colonna" e benché i professionisti che se ne occupano, come me, invitino costantemente gli altri a "stare diritti", vertebre e dischi non sono posizionati gli uni sugli altri lungo una linea retta. In realtà, il tracciato della colonna vertebrale assomiglia a quello di una strada che si snoda tra le colline ed è caratterizzato da tre morbide curve:

- la lordosi cervicale, la prima delle nostre curve, aperta posteriormente, a livello del collo;
- la cifosi dorsale, una curva a livello toracico, aperta anteriormente;
- la lordosi lombare, una curva in corrispondenza delle vertebre lombari, aperta posteriormente.

Lordosi e cifosi sono e devono essere visibili solo lateralmente: sul piano frontale, infatti, non dovrebbero esserci curve. Se ci sono, associate a torsioni dei corpi vertebrali, si parla di scoliosi, come vedremo più avanti.

La colonna vertebrale funziona bene quando le curve si susseguono l'un l'altra in armonia. Qualsiasi alterazione a carico delle curve – anche di una sola, essendo la colonna una struttura unica – determinerà un sovraccarico che influirà negativamente sul resto dell'apparato muscolo-scheletrico. Perché succede questo? Normalmente, i muscoli lavorano in sinergia, come ballerini in un corpo di danza. In caso di "mancanze" o "storture", alcuni di essi prendono in mano la situazione e, nel tentativo di compensarla o correggerla, finiscono per prevalere sugli altri, determinando un danno alla colonna. Mantenere una postura scorretta, infatti, ha sulle vertebre le stesse conseguenze che avrebbe portare un carico troppo pesante e per troppo tempo: accelera l'usura.

Quale parte della colonna si consuma prima? Di solito i soffici dischi intervertebrali, che a lungo andare possono scivolare fuori dalle loro sedi. Nelle fasi iniziali si parla di protrusione, quando l'anello fibroso è sfiancato ma integro; se invece si verifica la fuoriuscita della sostanza gelatinosa contenuta all'interno del disco, si parla di ernia discale.

L'ERNIA DEL DISCO

Le sedi più frequenti dell'ernia discale sono le vertebre lombari (la terza, la quarta e la quinta) e la prima vertebra sacrale, che portano ogni anno 30.000 italiani sotto i ferri del chirurgo. I sintomi principali sono il dolore (quello che siamo abituati a chiamare "colpo della strega"), che può irradiarsi anche alla gamba e persino al piede, formicolii, alterazioni della sensibilità e disturbi della forza, se l'ernia comprime i nervi in modo significativo.

È importante però sapere che è possibile prevenirla: controllando peso e tono muscolare, facendo regolarmente sport e imparando a sollevare correttamente i pesi, senza piegare il busto in avanti ma flettendo le gambe. Chi, come il paziente di cui ho raccontato poco sopra, passa tante ore alla guida potrà ricorrere a un cuscino specifico da posizionare dietro la schiena, all'altezza delle vertebre lombari. Infine è fondamentale mantenere una postura corretta, come spiegherò più avanti.

Tutti soffriamo delle conseguenze negative di una postura scorretta, tuttavia la situazione delle persone anziane è particolarmente delicata perché si producono un invecchiamento e una disidratazione dei dischi intervertebrali, i quali, riducendo il loro spessore, riducono la tensione sulle strutture legamentose che connettono i corpi vertebrali; ciò determina un quadro clinico che prende il nome di spondilosi, instabilità vertebrale. Tale patologia è causa di frequente dolore a carico della colonna vertebrale. Nell'immediato i sintomi possono essere gestibili, ma nel tempo diventano evidenti e fastidiosi (il dolore si fa invalidante e l'instabilità, definibile come "micro" nelle prime fasi, si trasforma in "macro").

Con questa divagazione a proposito delle malattie a carico della nostra colonna vertebrale non voglio certo terrorizzarvi, ma al contrario indurvi a prendere consapevolezza dell'importanza capitale della postura per mantenere il benessere del corpo.

Ora scendiamo nello specifico e vediamo quali posture sono da evitare.

Postura ipercifotica

Avete presente la posizione "insaccata" che assumete davanti al computer? Quella è una postura ipercifotica.

In linguaggio medico, con ipercifosi si intende un aumento della fisiologica cifosi dorsale oltre i 35°, causato da un'insufficienza della muscolatura erettrice spinale dorsale, dei romboidi e del trapezio e da un accorciamento a carico della muscolatura paravertebrale cervicale, del gran pettorale, del gran dorsale, del deltoide anteriore, e infine da un accorciamento della muscolatura addominale.

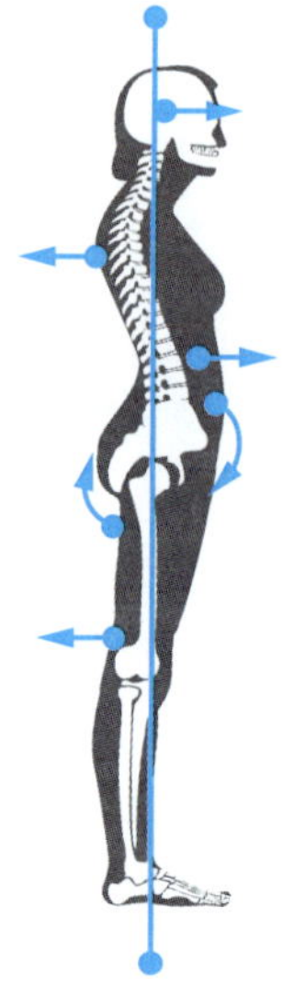

Oltre a conferire alla persona un aspetto dimesso e vecchieggiante, una postura ipercifotica è accompagnata da una miriade di dolori che interessano testa, collo e schiena: cefalee, cervicalgie, dorsalgie e lombalgie. La sintomatologia dolorosa a livello cervicale e lombare dipende dal fatto che, nel tentativo di compensare questa chiusura in avanti, le altre curve si modificano: ecco dunque l'iperlordosi cervicale e l'iperlordosi lombare di compenso, che causano un notevole sovraccarico a livello delle faccette articolari, le piccole giunture ossee che legano le vertebre le une alle altre.

L'alterata distribuzione dei carichi aumenterà la degenerazione dell'intera colonna; il che, in pratica, significa più ernie del disco e più artrosi.

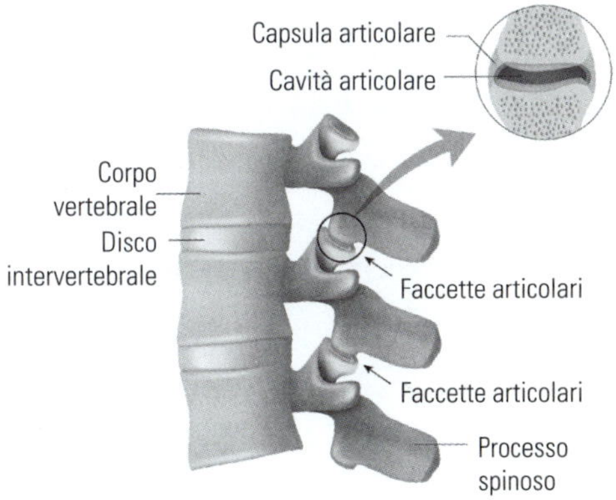

Le cause dell'ipercifosi possono essere:

- patologiche: è il caso per esempio delle fratture vertebrali tipiche degli anziani (ipercifosi strutturale);
- posturale: causata da un errato atteggiamento del corpo in ambienti scolastici o lavorativi e dalla sedentarietà (ipercifosi posturale).

Le ipercifosi di natura posturale sono risolvibili seguendo tabelle di allenamento specifico, che comprendano lo stretching della muscolatura rigida e il potenziamento di quella insufficiente. Il trattamento deve essere eseguito rapidamente per correggere la postura il prima possibile ed evitare che il quadro si consolidi, con conseguente rigidità.

Di seguito trovate alcuni esercizi di stretching e di rinforzo muscolare. Si tratta di un esempio della tipologia di intervento che consiglio in questi casi: prima di agire seguendo questo schema e per massimizzare l'efficacia di qualsiasi percorso di recupero vi invito a chiedere consiglio al vostro medico di fiducia.

Una premessa sullo stretching: gli esercizi di allungamento hanno lo scopo di ridurre le tensioni muscolari, migliorando l'escursione articolare e la mobilità. Possono essere eseguiti tutti i giorni, per un minimo di 5 minuti. Affinché siano efficaci, ogni posizione dovrà essere mantenuta per 20-30 secondi almeno: se doveste avvertire dolore, riducete l'allungamento, ma non la durata dell'esercizio. Con lo stretching i risultati arrivano in un tempo brevissimo, a patto di rimanere costanti e di rispettare i limiti del nostro corpo.

Stretching addominali
A pancia in giù, con le gambe distese e le mani appoggiate all'altezza delle spalle, spingetevi in alto mantenendo il bacino poggiato a terra. Mantenete la posizione per 20-30 secondi e discendete lentamente. Ripetete 3-4 volte.

Stretching pettorali e deltoide anteriore
In piedi, distendete lateralmente un braccio e appoggiate la mano su una colonna (o sul muro), quindi ruotate il tronco in direzione opposta. Mantenete la posizione per 20-30 secondi e ripetete 3-4 volte per ogni braccio.

Stretching dorsale
Sdraiati a pancia in su, con le braccia distese in alto perpendicolari al suolo, accompagnatele lentamente verso il pavimento, sopra la testa, sino ad appoggiarle a terra. Mantenete la posizione per 20-30 secondi e ripetete 3-4 volte per ogni braccio.

Rinforzo muscolare
In palestra potete correggere la postura ipercifotica eseguendo questi esercizi:

- lat pulley a presa larga;
- rowing a presa larga;
- alzate laterali con manubri;
- alzate a 45° con manubri;
- hyperextension.

Di tutti gli esercizi dovrete eseguire 3 serie da 10-12 ripetizioni, ogni 3 giorni.

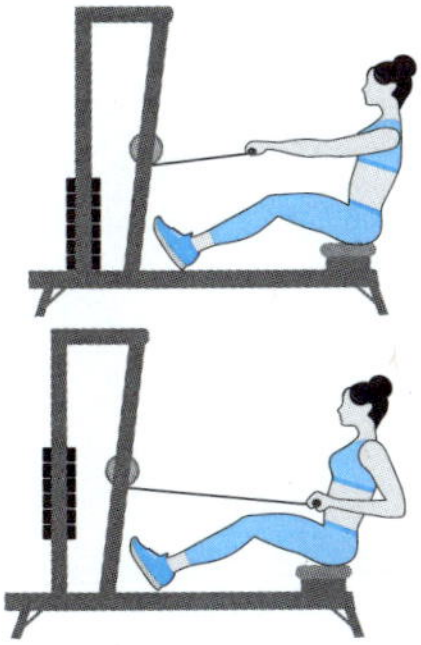
Lat pulley a presa larga

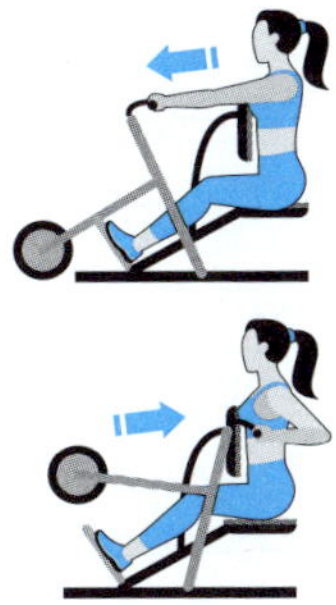
Rowing a presa larga

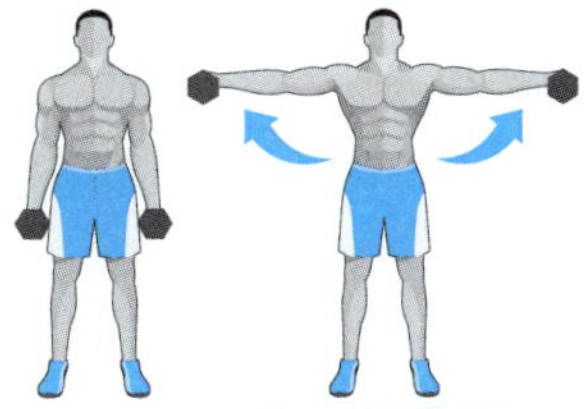
Alzate laterali con manubri

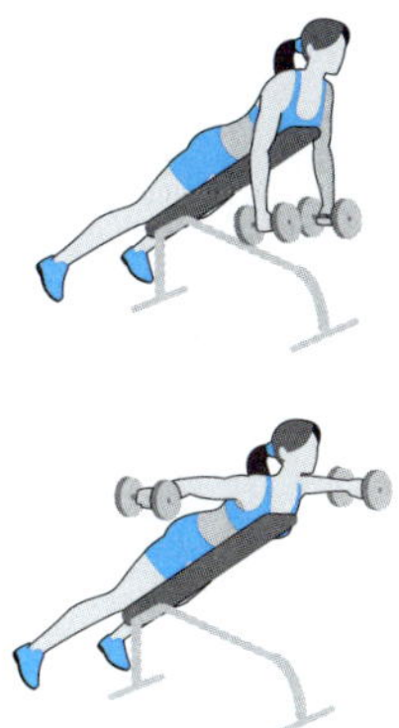
Alzate a 45° con manubri

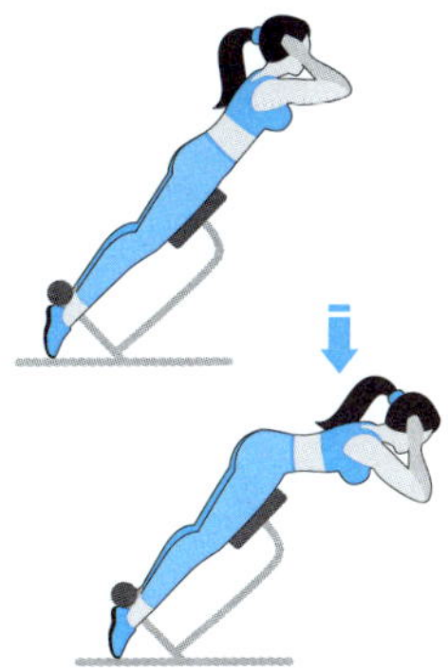
Hyperextension

La postura iperlordotica

L'iperlordosi lombare è caratterizzata da un aumento oltre i 45° della curva lordotica lombare. Può essere associata a ipercifosi dorsale o, al contrario, a una riduzione della cifosi: in tutti i casi, però, compare una anteroversione del bacino.

Generalmente è determinata dall'accorciamento dei muscoli flessori dell'anca, prevalentemente dell'ileo-psoas, ma anche del retto femorale, degli estensori della colonna lombare e da un'insufficienza della muscolatura addominale e glutea.

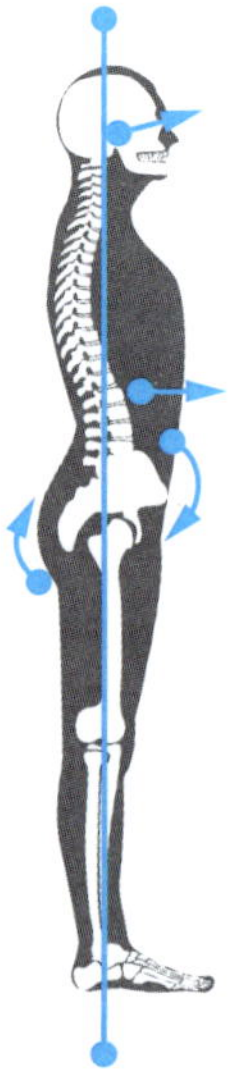

Al contrario del caso precedente, chi ha una postura iperlordotica può avere un aspetto piacevole (è il caso, per esempio, delle ragazze con un sedere pronunciato), ma finirà comunque per soffrire di lombalgie ricorrenti e di una degenerazione dei dischi intervertebrali e delle faccette articolari delle vertebre.

La postura iperlordotica è risolvibile con un programma specifico, che punti ad allungare la muscolatura flessoria dell'anca e quella estensoria lombare del rachide, e a potenziare glutei e addominali. Lo stretching dovrà essere quotidiano, il potenziamento ripetuto ogni 2-3 giorni.

Come nel caso precedente, di seguito trovate alcuni esercizi di stretching e di rinforzo muscolare. Inutile ripetervi di consultare il vostro medico prima di cominciare a seguire qualsiasi indicazione, giusto?

Stretching ileo-psoas

- A pancia in su, con la schiena appoggiata a terra, portate il ginocchio destro al petto e la gamba sinistra a terra. Mantenete la posizione per 20-30 secondi, quindi cambiate gamba. Ripetete la sequenza 3-4 volte per ogni gamba;
- in piedi, flettete una gamba in avanti (ginocchio a 90°) e portate l'altra indietro, con il ginocchio a terra. Cercate di spostare la gamba posteriore il più indietro possibile. Mantenete la posizione per 20-30 secondi e ripetete 3-4 volte per ogni gamba.

Stretching retto femorale
In piedi, flettete una delle due gambe e afferrate il piede con una mano. Mantenete la posizione per 20-30 secondi e ripetete 3-4 volte per ogni gamba.

Stretching erettori spinali lombari
Sdraiati a pancia in su, raccogliete entrambe le gambe con le ginocchia il più possibile vicino al petto. Mantenete la posizione per 20-30 secondi e ripetete 3-4 volte.

Rinforzo muscolare
Per potenziare i glutei, eseguite l'hip thrust (4 serie da 10-12 ripetizioni).

Per potenziare gli addominali, eseguite il crunch (4 serie da 15-20 ripetizioni).

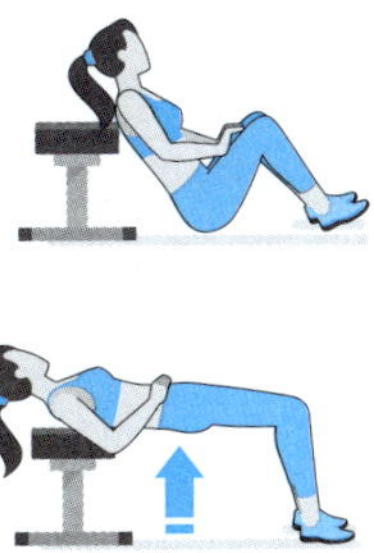

Hip thrust

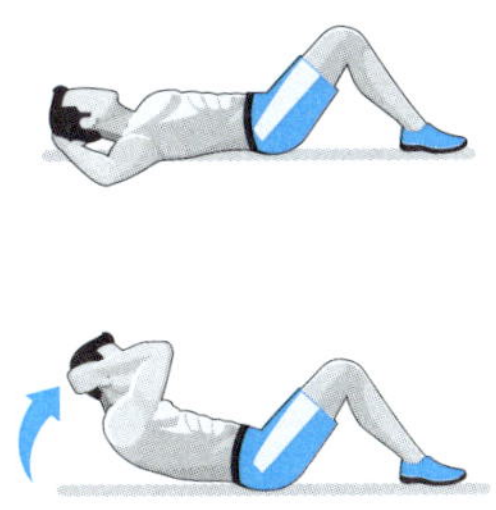

Crunch

La postura sway back (o "schiena oscillante")

Avete presente quando nei film compare il personaggio del ragazzo che vuole fare il duro ma non lo è? In genere ha una postura *sway back* (detta anche "schiena oscillante"), caratterizzata dal fatto che il bacino si trova in posizione avanzata rispetto al torace e che la testa, per mantenere l'equilibrio, viene spinta in avanti, accompagnata da spalle curve e basse.

In questo caso le curve subiscono notevoli modifiche: un aumento della lordosi cervicale, una ipercifosi toracica, un allungamento della cifosi anche nel primo tratto lombare e, per finire, un appiattimento della fisiologica lordosi lombare.

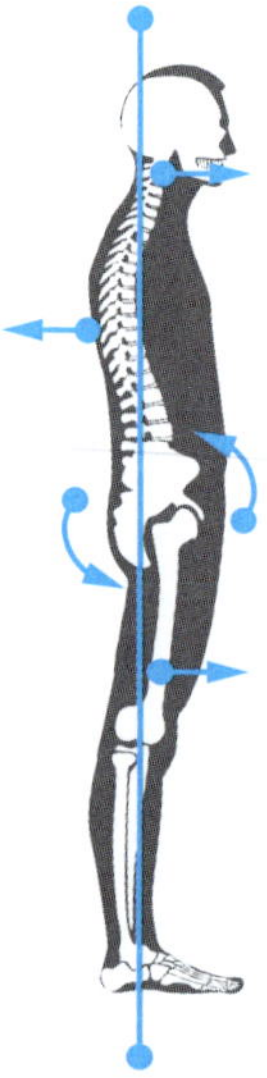

Il programma rieducativo che consente di abbandonare questa postura e di riportare la schiena alla posizione corretta, allungando i gruppi muscolari accorciati e potenziando quelli ipotonici, è particolarmente esteso. Bisogna eseguire uno stretching della muscolatura estensoria del collo e dell'anca, della muscolatura pettorale e del retto dell'addome, potenziare i flessori di collo e anca, degli adduttori, delle scapole e degli estensori della colonna. Da ultimo, ma non in ordine di importanza, è fondamentale sia allungare sia potenziare i grandi glutei, che risultano accorciati ma anche ipotonici. Lo stretching dovrà essere quotidiano, il potenziamento andrà ripetuto ogni 2-3 giorni.

Stretching estensori del collo
Seduti, con le mani incrociate alla nuca, flettete il capo in avanti cercando di toccare il torace con il mento, esercitando una spinta minima con le mani. Mantenete la posizione per 20-30 secondi e ripetete 3-4 volte.

Stretching pettorali e deltoide anteriore
In piedi, distendete lateralmente un braccio e appoggiate la mano su una colonna (o sul muro), quindi ruotate il tronco in direzione opposta. Mantenete la posizione per 20-30 secondi e ripetete 3-4 volte per ogni braccio.

Stretching estensori dell'anca

In piedi, con le gambe tese, flettete il tronco in avanti cercando di toccare la punta dei piedi con le mani. Non è necessario arrivare a farlo, ma è importante avvertire l'allungamento dei muscoli della parte posteriore della gamba, in assenza di dolore. Mantenete la posizione per 20-30 secondi e ripetete 3-4 volte.

Stretching grande gluteo

A pancia in su, con la schiena appoggiata a terra, portate il ginocchio destro al petto, mentre la gamba sinistra resta al pavimento. Mantenete la posizione per 20-30 secondi, quindi cambiate gamba. Ripetete 3-4 volte.

Stretching addominali

A pancia in giù, con le gambe distese e le mani appoggiate all'altezza delle spalle, spingetevi in alto mantenendo il bacino poggiato a terra. Mantenete la posizione per 20-30 secondi e discendete lentamente. Ripetete 3-4 volte.

Rinforzo muscolare

Di tutti gli esercizi che seguono dovrete eseguire 3 serie da 10-12 ripetizioni, ogni 2-3 giorni.

- Flessori del collo:
  - seduti, appoggiate il palmo di una mano sulla fronte e spingete, offrendo resistenza con il collo. Mantenere la posizione per 20-30 secondi e ripetete per 3-4 volte;
  - sdraiati a pancia in su, sollevate la testa dal suolo per qualche secondo, poi tornate alla posizione originaria. Ripetete 3-4 volte.
- Flessori dell'anca:
  - seduti, sollevate le cosce flesse alternandole. Mantenete la posi-

zione per 3 secondi, quindi riportate la gamba a terra. Eseguite 10 ripetizioni per gamba;
- in piedi, con una minima resistenza a livello della caviglia (tramite un elastico che unisce le caviglie o una cavigliera), sollevate lateralmente la gamba tesa. Mantenete la posizione per 3 secondi, quindi riportate la gamba in posizione. Eseguite 10 ripetizioni per gamba.

- Adduttori delle scapole:
  - lat pulley a presa larga;
  - rowing a presa larga;
  - alzate a 45° con manubri.
- Estensori della colonna:
  - hyperextension;
  - stacchi da terra.

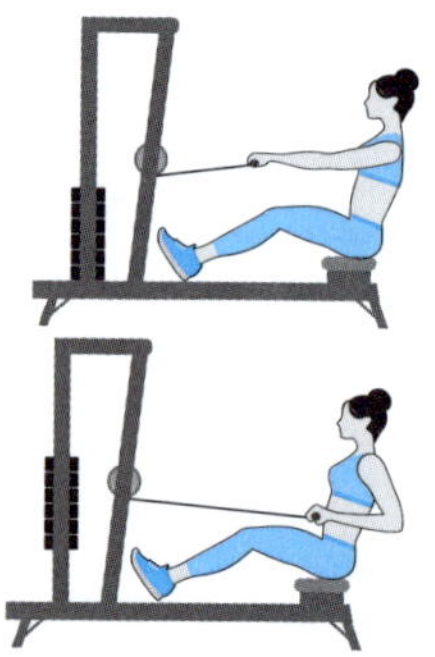
Lat pulley a presa larga

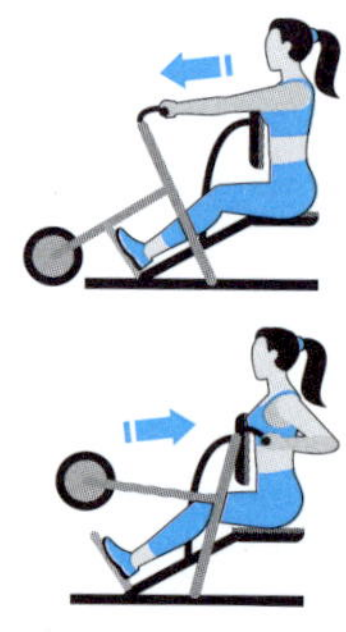
Rowing a presa larga

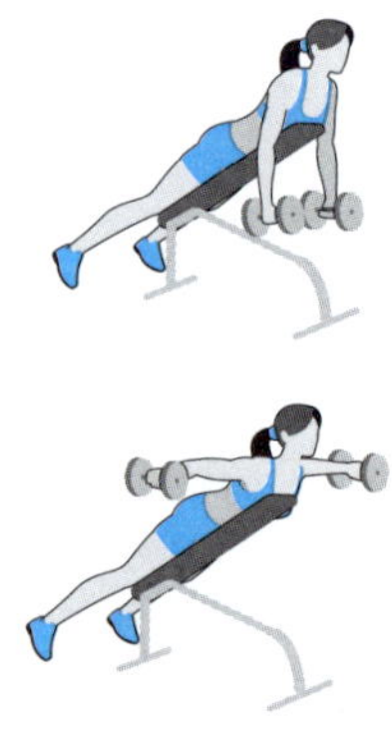
Alzate a 45° con manubri

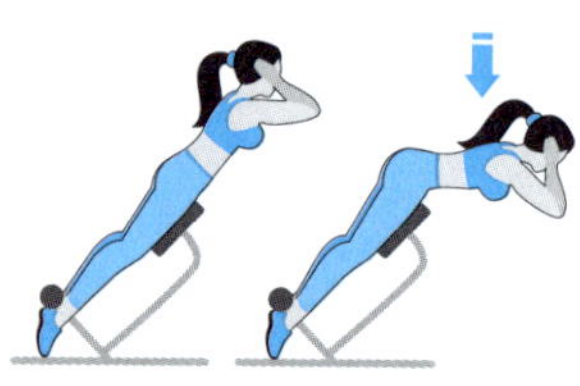
Hyperextension

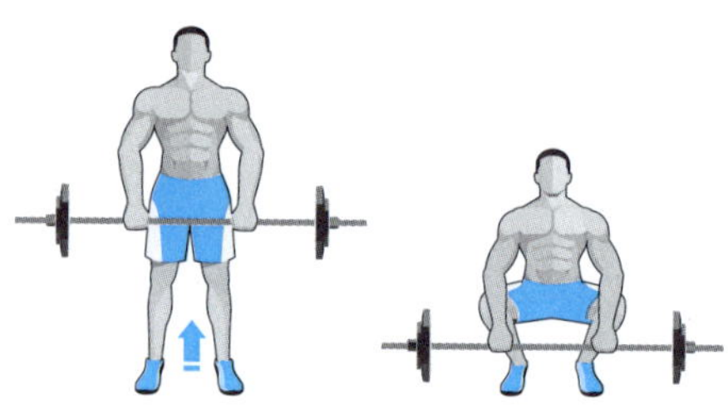
Stacchi da terra

La postura flat back (o "dorso piatto")

La postura *flat back* è meno frequente rispetto alle altre e consiste in un appiattimento delle curve fisiologiche della colonna vertebrale. Di solito, a risentire maggiormente di questa condizione sono la curva lombare (ipolordosi lombare) e la curva cervicale: la testa risulta protesa in avanti e la curva si accentua (iperlordosi cervicale).

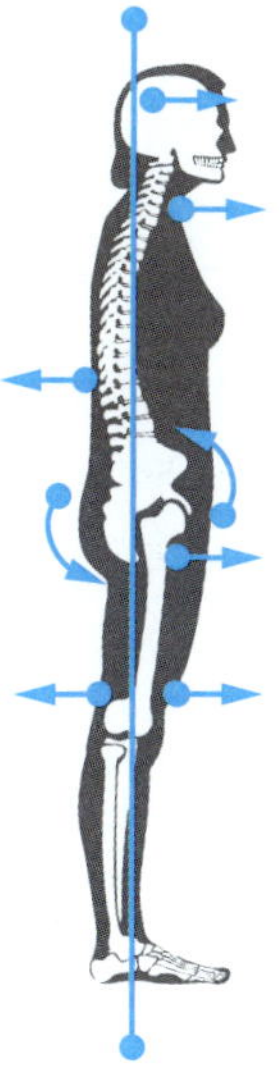

Le persone con questa postura soffrono di frequente di mal di schiena e spesso accusano infortuni nella regione lombare, a causa della sua notevole rigidità.

Date le similitudini tra questa postura e la *sway back* (benché in questo caso l'ipolordosi sia accentuata e così la rigidità lombo-sacrale), il programma riabilitativo sarà simile. Oltre a riequilibrare le forze e le tensioni muscolari corrette, mirerà ad aumentare la mobilità della colonna con esercizi che ne favoriscano l'elasticità. Nello specifico, sarà fondamentale allungare la catena cinetica anteriore e rinforzare al contrario la posteriore, che appare deficitaria.

Come nel caso precedente, lo stretching dovrà essere quotidiano, il potenziamento andrà ripetuto ogni 2-3 giorni.

Stretching estensori del collo
Seduti, con le mani incrociate alla nuca, flettete il capo in avanti cercando di toccare il torace con il mento, esercitando una spinta minima con le mani. Mantenete la posizione per 20-30 secondi e ripetete 3-4 volte.

Stretching pettorali e deltoide anteriore
In piedi, distendete lateralmente un braccio e appoggiate la mano su una colonna (o sul muro), quindi ruotate il tronco in direzione opposta. Mantenete la posizione per 20-30 secondi e ripetete 3-4 volte per ogni braccio.

Stretching estensori dell'anca

In piedi, con le gambe tese, flettete il tronco in avanti cercando di toccare la punta dei piedi con le mani. Non è necessario arrivare a farlo, ma è importante avvertire l'allungamento dei muscoli della parte posteriore della gamba, in assenza di dolore. Mantenete la posizione per 20-30 secondi e ripetete 3-4 volte.

Stretching grande gluteo

A pancia in su, con la schiena appoggiata a terra, portate il ginocchio destro al petto, mentre la gamba sinistra resta al pavimento. Mantenete la posizione per 20-30 secondi, quindi cambiate gamba. Ripetete 3-4 volte.

Stretching addominali

A pancia in giù, con le gambe distese e le mani appoggiate all'altezza delle spalle, spingetevi in alto mantenendo il bacino poggiato a terra. Mantenete la posizione per 20-30 secondi e discendete lentamente. Ripetete 3-4 volte.

Rinforzo muscolare

Di tutti gli esercizi che seguono dovrete eseguire 3 serie da 10-12 ripetizioni, ogni 2-3 giorni.

- Flessori del collo:
  - seduti, appoggiate il palmo di una mano sulla fronte e spingete, offrendo resistenza con il collo. Mantenere la posizione per 20-30 secondi e ripetete per 3-4 volte;
  - sdraiati a pancia in su, sollevate la testa dal suolo per qualche secondo, poi tornate alla posizione originaria. Ripetete 3-4 volte.
- Flessori dell'anca:
  - seduti, sollevate le cosce flesse alternandole. Mantenete la posizione per 3 secondi, quindi riportate la gamba a terra. Eseguite 10 ripetizioni per gamba;

- in piedi, con una minima resistenza a livello della caviglia (tramite un elastico che unisce le caviglie o una cavigliera), sollevate lateralmente la gamba tesa. Mantenete la posizione per 3 secondi, quindi riportate la gamba in posizione. Eseguite 10 ripetizioni per gamba.

- Adduttori delle scapole:
  - lat pulley a presa larga;
  - rowing a presa larga;
  - alzate a 45° con manubri.
- Estensori della colonna:
  - hyperextension;
  - stacchi da terra.

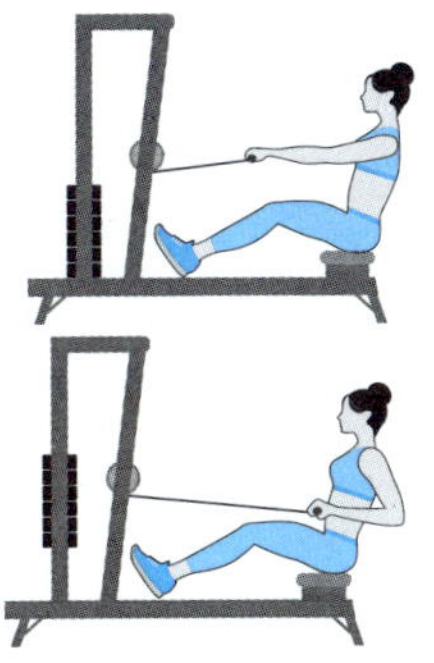

Lat pulley a presa larga

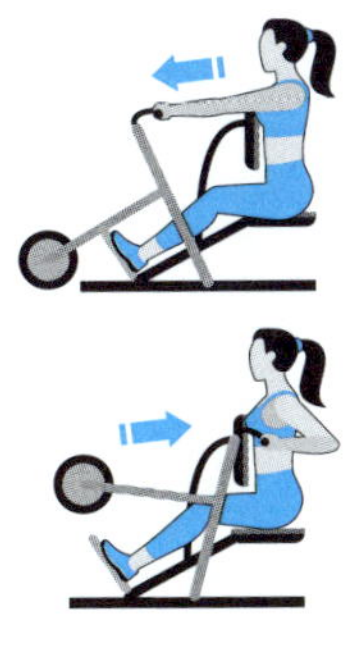

Rowing a presa larga

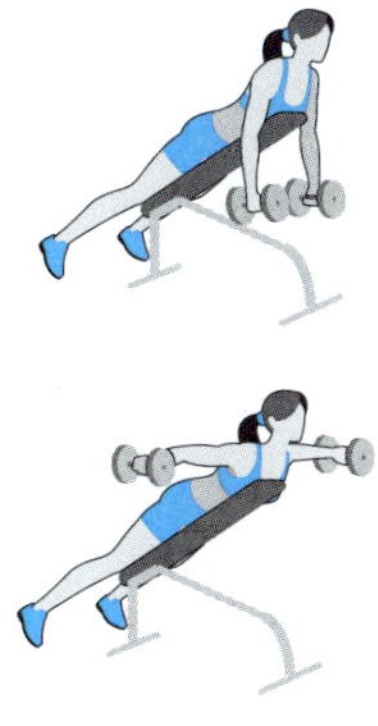

Alzate a 45° con manubri

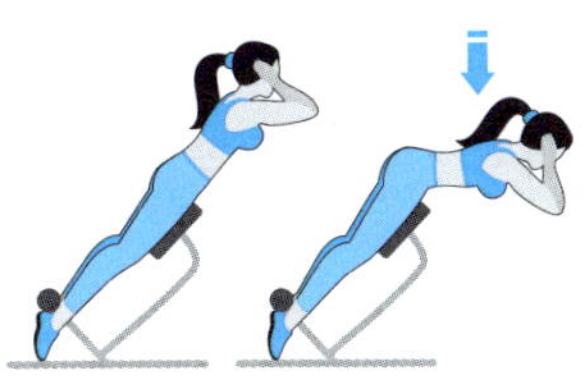

Hyperextension

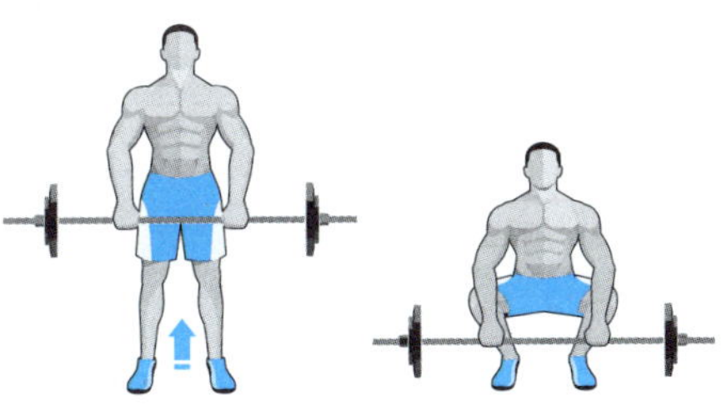

Stacchi da terra

Le scapole alate

Ora che abbiamo passato in rassegna tutte le principali posture da evitare vorrei dedicare alcune righe ai vizi posturali, ovvero deformità transitorie, correggibili volontariamente.

Uno dei più frequenti ha il poetico nome di "scapole alate" ed è gettonatissimo dai genitori: mi capita spesso di incontrare mamme o papà che mi mostrano le schiene dei figli ancora bambini, sicuri che abbiano le scapole alate. Nella stragrande maggioranza dei casi, tuttavia, non è così: le scapole alate diventano tali in un'età compresa tra i 12 e i 14 anni, quando le strutture ossee vanno incontro a un notevole incremento che però non sempre è accompagnato da un armonico sviluppo muscolare. Le scapole dovrebbero risultare ben adese alla cassa toracica; sono "alate", invece, se si distaccano dalla cassa e sporgono sulla schiena.

Questa alterazione posturale può essere determinata da quadri patologici, anche gravi, ma generalmente è dovuta a ipercifosi toracica e deficit del dentato anteriore, al quale si può associare una rigidità della muscolatura posteriore della spalla, sovraspinato, piccolo e grande rotondo.

In questi casi il programma riabilitativo punterà a sviluppare il muscolo gran dentato, il trapezio centrale e i romboidi, e ad allungare e rieducare la muscolatura posteriore della spalla. Lo stretching dovrà essere quotidiano, il potenziamento ripetuto ogni 2-3 giorni.

Stretching deltoide posteriore

Portate un braccio davanti al torace, superando la linea centrale; posizionate l'altra mano sul gomito e avvicinate il braccio al torace. Mantenete la posizione per 20-30 secondi e ripetete 3-4 volte per ogni braccio.

Rinforzo muscolare

Di tutti gli esercizi che seguono dovrete eseguire 3 serie da 10-12 ripetizioni, ogni 2-3 giorni.

- Potenziamento del gran dentato:
  - pull down;
  - lat machine a presa inversa.

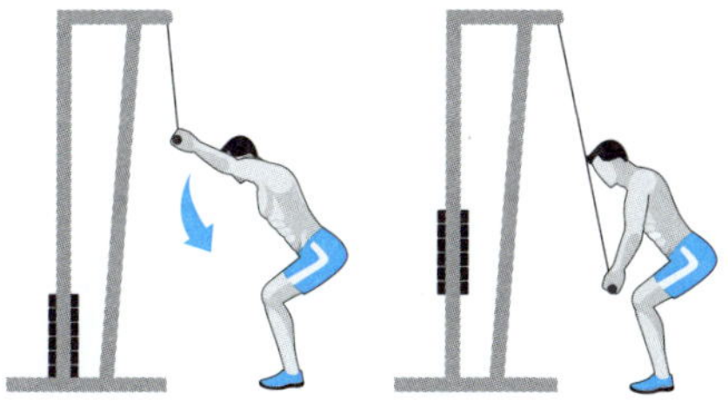

Pull down

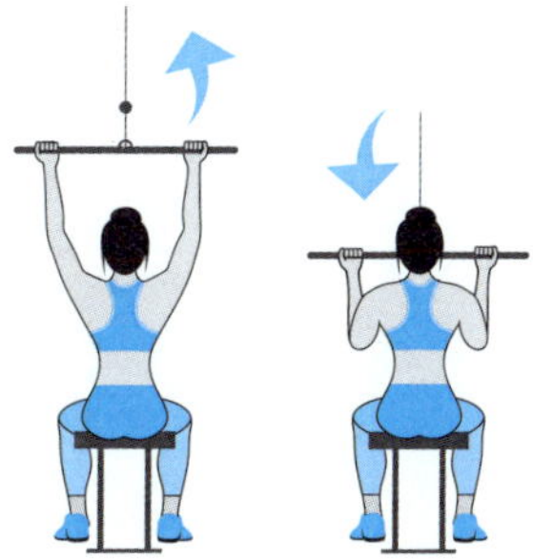

Lat machine a presa inversa

- Potenziamento degli adduttori delle scapole:
  - lat pulley a presa larga;
  - rowing a presa larga;
  - alzate a 45° con manubri.

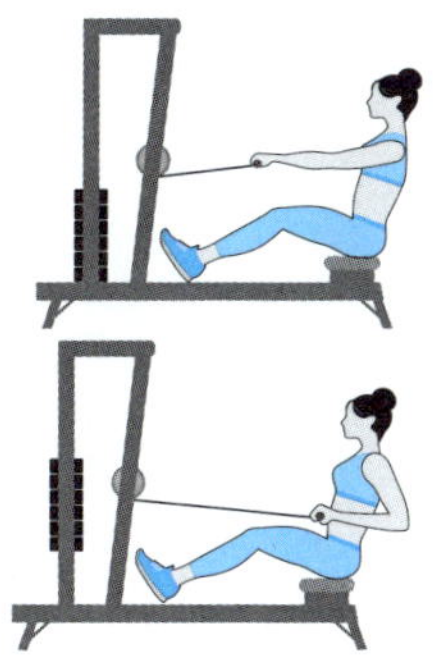

Lat pulley a presa larga

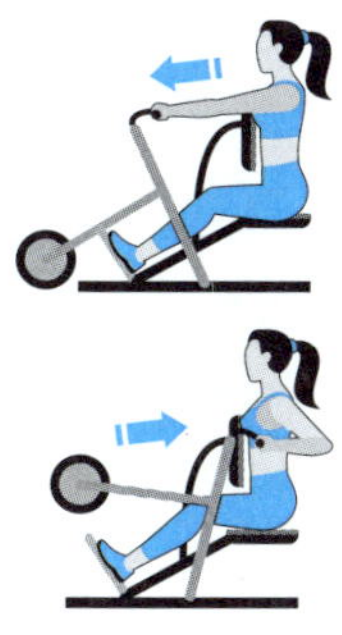

Rowing a presa larga

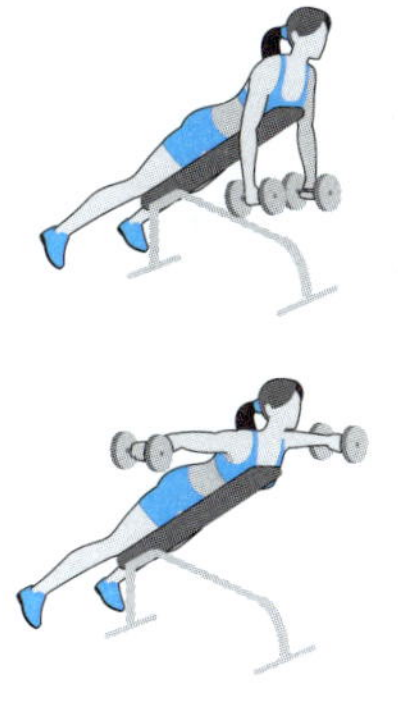

Alzate a 45° con manubri

Scoliosi o atteggiamento scoliotico?

La scoliosi è una patologia della colonna vertebrale con andamento evolutivo caratterizzata da una deviazione permanente della colonna e da una rotazione delle singole vertebre verso la curva, che comportano deformazioni a carico dell'intera gabbia toracica. Nelle forme più gravi il paziente ha difficoltà a respirare perché i polmoni sono compressi, mentre trachea e bronchi sono deviati.

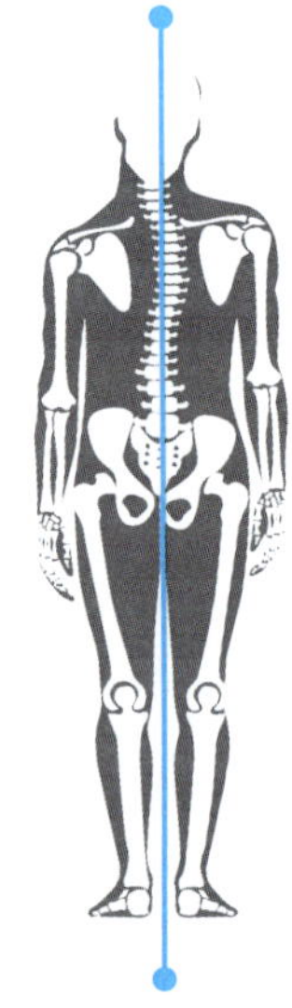

Mi capita spesso di incontrare genitori preoccupatissimi che i figli – bambini con posture scorrette, con una spalla più bassa dell'altra o con un atteggiamento ipercifotico – siano scoliotici. Nella maggior parte dei casi (per fortuna) mi trovo di fronte a un semplice atteggiamento scoliotico.

L'atteggiamento scoliotico è appunto soltanto un atteggiamento, non si tratta di una patologia. Consiste in un'alterazione di natura posturale che non ha nulla di strutturale e tanto meno di evolutivo. Andrà dunque trattato modificando i vizi posturali presenti, cioè gli atteggiamenti errati acquisiti.

Come procede il medico in questi casi? Innanzitutto esegue il cosiddetto test di Adams (o Forward Bending Test): chiede al paziente di chinarsi senza maglietta, tenendo le gambe tese. In tal modo può osservare l'eventuale presenza di gibbi, ovvero dislivelli che, in questa posizione, rendono la schiena asimmetrica e derivano dalla rotazione dei corpi vertebrali causata dalla scoliosi.

Se sono presenti gibbi e il medico sospetta la scoliosi, eseguirà o raccomanderà una visita ortopedica, mentre in assenza di gibbi potrà tranquillamente escludere la scoliosi e indicare al paziente come correggere il suo atteggiamento.

Dal momento che ogni atteggiamento scoliotico differisce dall'altro, lo stesso sarà per i percorsi rieducativi. Non ha quindi alcun senso che vi segnali di seguito gli esercizi migliori da eseguire, perché sono di certo quelli che vi prescriverà il vostro dottore.

In sintesi

Con postura si intende l'atteggiamento che facciamo assumere al nostro corpo; una postura scorretta a breve termine causa dolori, tensioni muscolari, mal di testa e mal di schiena, a volte peggiora la stabilità. A lungo termine, invece, può portare a rigidità, lesioni, deformità, ernia discale, artrosi, spondilosi lombare...

Muscoli tonici e un peso adatto alla nostra corporatura ci aiutano a mantenere la giusta postura, ma siccome su questo tema l'attenzione non è mai troppa, voglio concludere richiamando alcuni concetti fondamentali.

L'unica postura corretta in piedi è questa:

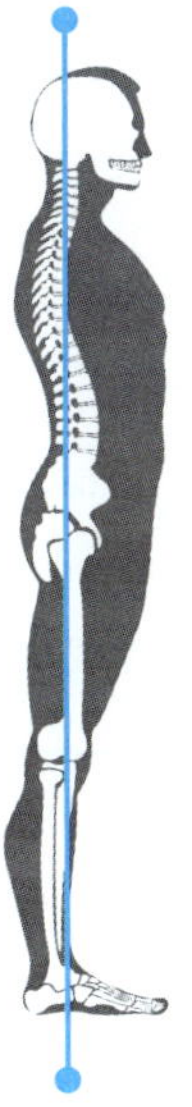

Schiena diritta, con le curve della colonna vertebrale naturalmente al loro posto. È importante che impariamo a mantenerla in tutte le situazioni: quando siamo seduti dobbiamo tenere la colonna bene eretta e le spalle all'indietro, non ingobbirci né fletterci in avanti. L'impresa risulta più facile se ci sediamo sul bordo della sedia e teniamo un rialzo sotto i piedi, che dovranno essere ben appoggiati su una superficie affinché le ginocchia siano all'altezza del bacino. Per semplificarvi la vita ulteriormente, potete inclinare lo schermo del computer verso l'alto, mantenendo una distanza tra lo schermo e il viso pari alla lunghezza del braccio, mano compresa.

Almeno una volta all'ora è imperativo alzarsi e fare quattro passi: non siamo nati per vivere seduti!

Quando utilizziamo lo smartphone, teniamolo a 25-30 centimetri dal capo, in modo da ridurre l'inclinazione del tratto cervicale e in questo modo il rischio di danni.

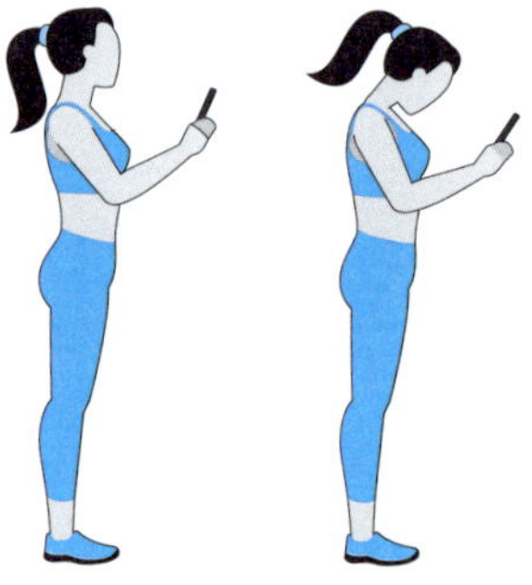

Pur comprendendo che sprofondare nel divano può essere la quintessenza del relax, da medico sono costretto a consigliarvi di evitarlo: avete presente quei doloretti al collo che proprio non riuscite a spiegarvi? Con ogni probabilità derivano dall'abitudine a fare binge watching di serie tv con il mento che quasi tocca il petto... In ogni caso non vi sto invitando a guardare la televisione stando in ginocchio sui ceci né a stare seduti sul divano come farebbe la dama di compagnia della Regina Elisabetta, ma semplicemente a rimanere con la colonna vertebrale in asse.

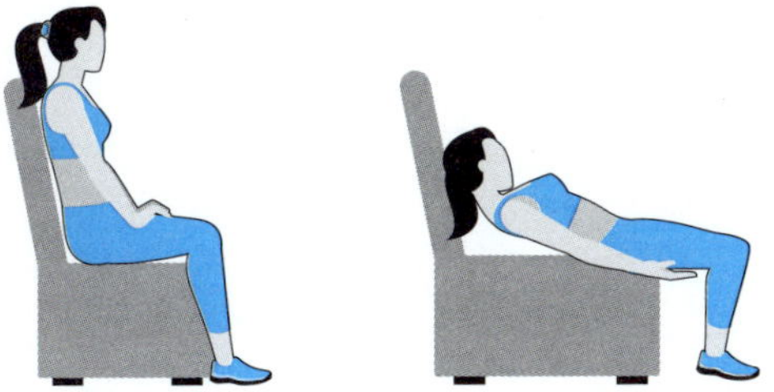

Infine, ve lo chiedo come favore personale: incrociate le gambe solo quando fate meditazione o al termine di una seduta di yoga. Anche, ginocchia, i loro tendini e legamenti, ma pure i muscoli di bacino e gambe vi ringrazieranno.

Il quarto pilastro: imparare a gestire lo stress

«Dottore, ho male al collo: avrò la cervicale?»

«Dottore, quando mi agito mi manca il fiato: saranno i polmoni?»

«Dottore, ormai non digerisco più nemmeno il riso in bianco... perché, secondo lei?»

«Dottore, ho sempre dormito benissimo, ma da qualche settimana mi sveglio alle 3 del mattino e non riesco più a riprendere sonno: cosa mi sta succedendo?»

Se a tutte queste domande prima o poi vi siete sentiti dare la medesima risposta, «È lo stress», non preoccupatevi. Noi medici non siamo impazziti. Semplicemente, sappiamo che lo stress può davvero causare tutti questi sintomi, e ahimè molti altri.

I più comuni sono:

- agonia emotiva: termine utilizzato da vari autori per riassumere le tre fondamentali emozioni dello stress, ovvero rabbia, ansia e depressione;
- tensioni muscolari: in condizione di stress il corpo secerne alcuni ormoni (le catecolamine, cioè adrenalina e noradrenalina) che inducono un aumento del tono muscolare. In molti casi, questo può sfociare in fastidiosi quadri sintomatologici, come per esempio:

- mal di testa (la cefalea può infatti essere anche di natura muscolo-tensiva);
- dolore cervicale (o cervicalgia), in relazione a contratture a carico del trapezio e della muscolatura cervicale;
- mal di schiena (o lombalgia), che si verifica quando lo stress, oltre ad aumentare il tono muscolare, determina anche un'alterazione della meccanica respiratoria;

• sintomi a carico dell'apparato cardiocircolatorio: cuore & affini sono uno dei distretti più colpiti dallo stress, perché risentono dell'azione delle già citate catecolamine ma anche del cortisolo, l'ormone dello stress per eccellenza, che determina ipertensione e incremento della gittata cardiaca. Il paziente può essere soggetto a tachicardia e a un aumento della pressione arteriosa, ma anche a vere e proprie palpitazioni, cioè la sensazione di percepire il battito cardiaco. Se sono di breve durata, questi sintomi possono non determinare reali patologie; se protratti nel tempo, però, possono essere la causa scatenante di quadri patologici maggiori, come infarto e ictus;
• sintomi gastrointestinali: bruciori, dolori addominali, stipsi o al contrario diarrea sono molto comuni, perché lo stress altera la motilità sia gastrica (dello stomaco) sia intestinale.

Piacere, sono lo stress

Non ha corpo né cause organiche, tuttavia può scombussolare l'organismo al punto da provocare i sintomi che abbiamo appena passato in rassegna e, in casi estremi, essere all'origine di patologie anche gravi. Ma che cos'è lo stress?

È una risposta naturale del nostro organismo a situazioni nuove, sfide difficoltose o eventi traumatici. «Quando il gioco si fa duro, i duri cominciano a giocare» disse John Belushi in *Animal House*. Ebbene, lo stress è il meccanismo che il nostro corpo utilizza per trasformarci in veri duri e darci modo di cominciare a giocare. Facciamo qualche esempio.

Dovete dare un esame all'università, siete terrorizzati perché il professore ha fama di essere spietato, ma appena vi sedete di fronte a lui la vostra timidezza scompare e parlate come un libro stampato. Com'è potuto accadere?

Siete alla guida, vi distraete un attimo perché vostro figlio, sul sedile posteriore, sta facendo i capricci, e appena riportate lo sguardo sulla strada vedete un camion che vi sta venendo addosso. All'istante sterzate e riuscite a schivarlo. Probabilmente non siete piloti del calibro di Fernando Alonso, quindi come avete fatto?

Com'è possibile che nel 1982 Angela Cavallo, madre di Tony, abbia sollevato la Chevy Impala sotto la quale il figlio era rimasto intrappolato? E che nel 2012 Lauren Kornacki abbia alzato una BMW a sufficienza perché suo padre non rimanesse schiacciato sotto di essa?

Tutto questo è possibile grazie allo stress, un meccanismo di sveglia e difesa fondamentale di cui la natura ci ha dotato affinché fossimo in grado di reagire e di fare fronte al pericolo, talvolta arrivando a salvare la vita a noi stessi o ad altri.

Lo stress, dunque, in sé e per sé non è un nemico, anzi, è una risorsa: ci rende lucidi, reattivi, efficaci, scattanti. Il problema è che questo meccanismo, invece di attivarsi solo nei contesti in cui ne abbiamo un effettivo bisogno, scatta anche quando potremmo farne a meno. Pensate all'email con cui il vostro capo dava per l'ennesima volta prova di non aver capito il valore del vostro lavoro, al momento in cui rinunciate ancora a una serata con le amiche perché non riuscite a trovare un momento per loro in un'agenda sovraccarica, ai figli che chiedono più tempo e più attenzione dopo che avete fatto i salti mortali per passare con loro mezz'ora in più del solito... Come vi sentite? In affanno, insoddisfatti, angosciati, arrabbiati, impotenti...

Lo stress è un problema quando diventa cronico, perché allora potrà capitarvi di avere reazioni esagerate a eventi semplici (per esempio, insultare l'incolpevole impiegato delle Poste perché potrà consegnarvi la raccomandata soltanto il giorno successivo) oppure di sentirvi sempre male, anche in assenza di cause specifiche. C'è purtroppo una ciliegina sulla torta: è in quel momento che lo stress determinerà importanti conseguenze sulla salute fisica e psichica.

Tre tipi di stress

Secondo l'American Psychological Association,[1] esistono tre differenti tipi di stress:

- acuto;
- acuto episodico;
- cronico.

Ognuno di questi ha durata, sintomi e caratteristiche differenti, e richiede, di conseguenza, specifici trattamenti.

La forma più comune di stress è quella acuta, che deriva in parte dalle nostre esperienze passate e in parte dalle nostre aspettative future. Di solito identifichiamo con facilità i momenti di stress acuto, quando li attraversiamo: potremmo essere stressati di fronte all'eventualità di dover sostenere un colloquio oppure perché l'importante scadenza per la quale lavoriamo da mesi si sta avvicinando e abbiamo la percezione di essere in ritardo. Come ho accennato poche righe fa, nelle giuste dosi lo stress acuto ci aiuta a dare il massimo (ad arrivare più preparati che mai al colloquio o a terminare il progetto un paio di giorni prima del termine previsto, per esempio): in queste vesti, è assolutamente positivo. Inoltre, poiché momentaneo e di breve durata, generalmente non è in grado di provocare grossi danni alla nostra salute.

Il secondo tipo di stress, quello acuto episodico, è proprio delle persone che assumono un numero eccessivo di impegni e hanno una vita disordinata, finendo così per attraversare una sequenza continua di episodi di stress acuto.

Il rappresentante ideale di questa categoria di persone è colui che in medicina chiamiamo "personalità di tipo A", un pattern comportamentale identificato alla fine degli anni Cinquanta da due cardiologi americani, Meyer Friedman e Ray Rosenman,[2] come fattore di rischio per le malattie coronariche. Il carattere può davvero predisporre a eventi ischemici e a infarti? Sì, se la persona è altamente competitiva, ambiziosa, orientata al lavoro, aggressiva e frettolosa. Friedman e Rosenman arrivarono a questa conclusione osservando il comportamento di alcuni dei loro pazienti in sala d'attesa: chi era più inquieto, scontroso, ostile, incapace di stare seduto ad attendere e manifestava insofferenza, passeggiando incessantemente e nervosamente in corridoio, era più soggetto a ipertensione e patologie cardiache. Cosa che invece non si verificava nel caso delle personalità di tipo B (più pacate ed equilibrate) o di tipo C (gli introversi, caratterizzati da una sorta di "gentilezza patologica").

Questa ipotesi fu approfondita da estesi studi successivi: oltre al celeberrimo Framingham Heart Study,[3] condotto a partire dal 1948 nella cittadina di Framingham per stimare il rischio delle patologie cardiovascolari negli Stati Uniti, se ne occupò anche il Western Collaborative Group Study,[4] commissionato con lo scopo precipuo di verificare tale intuizione. Lo studio monitorò oltre 3000 uomini tenendo sotto controllo, oltre alla personalità, fattori come familiarità con le patologie cardiache, situazione socio-economica, esercizio fisico, dieta, fumo, consumo di alcol e altri parametri medici, e finì con il confermare che la personalità di tipo A è un fattore predisponente alle malattie coronariche.

A differenza delle persone colpite da stress acuto, generalmente chi ha questo pattern comportamentale non è in grado di rendersi conto del suo reale stato, perché lo stress è la sua quotidianità e di conseguenza lo considera normale. Va da sé che per modificare questo atteggiamento sono necessari tanta costanza e molto impegno, che vale decisamente la pena spendere viste le conseguenze sulla salute, in particolare sul sistema cardiovascolare.

Lo stress cronico, infine, è il più logorante, e affligge chi non vede una via d'uscita dalle situazioni negative in cui si trova. Mentre lo stress acuto può a volte essere persino piacevole o eccitante, lo stress cronico è un mantello buio che ottunde e cancella qualsiasi slancio vitale, distruggendo la persona giorno dopo giorno. È il caso, per esempio, di chi non riesce a superare un lutto e si sente così male psicologicamente da ammalarsi nel fisico. Per uscire da un simile tunnel è necessario rivolgersi a un aiuto psicologico e, in alcuni casi, a terapie mediche adeguate.

Gestire lo stress: alcuni consigli pratici

L'80% dei mal di schiena non ha cause dimostrabili o individuabili attraverso esami clinici come radiografie o TAC. La schiena, dunque, risulta sana. Ma perché il paziente sente dolore? In assenza di cause posturali, sovraccarichi vari, traumi e così via, spesso vale la pena indagare il legame tra mal di schiena e stress, che ho in parte accennato all'inizio del capitolo.

L'atteggiamento della colonna vertebrale è determinato dalle fasce muscolari che la cingono ai lati. In una situazione tranquilla, i muscoli sono rilassati e la schiena è a riposo; in situazione di stress il nostro corpo secerne ormoni come le catecolamine, che agiscono da stimolanti muscolari: i muscoli si tendono e la schiena si raddrizza. È un meccanismo fisiologico. Pensate di essere un uomo primitivo che esce dalla sua caverna e si trova di fronte una bestia feroce: dovrete dare prova di forza, essere veloci, scattanti, pronti al combattimento... ecco perché le catecolamine fanno sì che in situazioni di stress il vostro cuore batta più velocemente, gli arti superiori e inferiori siano pronti a scattare e il vostro cervello sia più efficiente.

Oggi spesso conviviamo per lunghi periodi con livelli di stress tali da motivare la secrezione di catecolamine e le tensioni muscolari che inducono: usciamo di casa e, invece di una bestia feroce, incontriamo il traffico, nemico ugualmente temibile. Ci arrabbiamo con chi va troppo veloce o troppo piano, con il rosso del semaforo che dura poco e ci impedisce di terminare l'email che stavamo scrivendo dal telefono, con il collega che ci ha rifilato una patata bollente, con nostra moglie che vuole invitare sua madre per pranzo, con la maestra dei bambini che ha scioperato costringendoci a riorganizzare la giornata... e non sono nemmeno le dieci del mattino.

Quando lo stress è costante, i muscoli della schiena sono perennemente tesi. Con il tempo si generano contratture muscolari, il respiro diventa superficiale, la postura si altera... ed ecco il mal di schiena.

Ai pazienti con questo quadro potrei prescrivere un antidolorifico, un antinfiammatorio o magari un decontratturante, tuttavia se mi limitassi a questo non sarei serio. La medicina che voglio fare non ricorre alle pastiglie come panacea per tutte le contratture, ma tratta il sintomo e fa scomparire il dolore per restituire al paziente la flessibilità e la disponibilità necessarie per risolvere la causa del suo malessere. Se si tratta dello stress, bisogna allontanarlo o imparare a gestirlo, altrimenti il rischio è che la patologia prima si cronicizzi, poi che richieda un intervento chirurgico. E che il paziente insegua uno stato di salute che rimarrà tentennante, perché i suoi reali problemi non sono stati presi in considerazione.

Non essendo né uno psicologo né uno psichiatra, di seguito non farò parola di come curare situazioni di stress cronico o acuto episodico, spesso associate a quadri di depressione e ansia cronica che richiedono cure specialistiche. Il senso di queste pagine è ricordarvi che corpo e mente, come attestano i più recenti studi di neuroscienze, sono una cosa sola: il corpo non starà bene se anche la mente non farà altrettanto, e viceversa. Riempire il carrello di cibi biologici e pianificare tabelle d'allenamento da eseguire in palestra è sicuramente un buon inizio, ma non basterà se ci costringiamo a vivere in modo ansiogeno, logorandoci giorno dopo giorno, mese dopo mese, anno dopo anno.

So bene quanto sia difficile imparare a gestire lo stress, ma so anche che non è impossibile. Tutti i giorni mi occupo della salute degli altri: è un notevole privilegio e anche una grande responsabilità che, come tale, a volte pesa, soprattutto mentre mi trovo in piedi davanti al tavolo operatorio, con i miei strumenti chirurgici accanto. Nel tempo ho imparato a gestire l'aspetto emotivo del mio lavoro e anzi oggi riesco a trasformare potenziali situazioni di stress in un flusso di energia che mi aiuta a essere più attento e concentrato, con conseguenze positive sulla mia professione e anche sulla mia vita.

Come dicevo poco fa, non sono un esperto del campo, ma lo sono di alcune strategie che ho messo in pratica in prima persona e che spero potranno esservi utili per vivere in modo più rilassato e, dunque, stare meglio.

A caccia di endorfine

Vi siete mai chiesti perché sia così difficile cominciare un'attività sportiva, mentre al termine della sessione vi percepite carichi come molle? Sentirvi soddisfatti ed energici è un regalo delle endorfine, sostanze chimiche rilasciate dal cervello che agiscono a livello del sistema nervoso centrale, la cui produzione aumenta ben del 500% a seguito di un allenamento prolungato. Le endorfine sono coinvolte in numerosi processi, come quello della termoregolazione, della regolazione del ritmo sonno-veglia o della secrezione di altri ormoni. Inoltre, accrescono la tolleranza al dolore e aiutano a tenere sotto controllo l'appetito. Sono ormoni caratterizzati da una potente azione analgesica ed eccitante: in altre parole, regalano gratificazione e soddisfazione, aiutandoci a sopportare meglio l'ansia e, indovinate?, lo stress.

A rischio di sembrare un disco rotto, non posso fare a meno di ripetere che l'esercizio fisico è fondamentale per stare bene, non solo perché ci permette di regolare il peso e di tenere sotto controllo la massa grassa, ma anche perché ci aiuta a gestire meglio lo stress.

Uno dei modi in cui questo accade è squisitamente psicologico: aiutandoci a mantenere una postura corretta, ci permette di sentirci maggiormente padroni della situazione. Chi guarda il mondo dall'alto e lo affronta "pancia in dentro, petto in fuori" si sente più in grado di affrontare le avversità rispetto a chi tende a stare ricurvo e a fissare i pochi centimetri di suolo di fronte ai propri piedi.

Sconfiggere lo stress a tavola

Quando siamo stressati, spesso riflettiamo questa condizione sulla nostra tavola: talvolta diventiamo inappetenti (cioè non mangiamo proprio, o mangiamo troppo poco), ma il più delle volte andiamo incontro a iperfagia: mangiamo troppo. Una mia paziente mi raccontò che, in situazioni di particolare tensione, proprio non riusciva a resistere alle patatine al formaggio, che altrimenti non avrebbe mai nemmeno considerato.

Rimpinzarsi di cibi ipercalorici, ricchi di zuccheri semplici e di grassi, è un comportamento tipico di chi è molto stressato: il sentirci male concede infatti una sorta di lasciapassare per la dispensa, come se il cibo potesse avere un potere consolatorio. Purtroppo non è così, anzi:

dopo ci si sente ancora peggio, afflitti dal senso di colpa per aver sgarrato e buttato all'aria la dieta o vanificato gli effetti dell'allenamento. Se questo accadesse un paio di volte all'anno non sarebbe un problema, ma non possiamo negarci che la frequenza di simili comportamenti sia spesso ben più alta, il che mi spinge a sottolineare ancora una volta come i trash food possano aumentare il rischio di diabete o di patologie cardiovascolari, soprattutto se in concomitanza con una condizione di stress, di per sé già predisponente.

Ciò non significa che non sia utile o sano combattere lo stress a tavola, affatto! Semplicemente, bisogna farlo nel modo giusto. I tre alleati che aiuteranno il vostro umore a tornare a galla sono:

- frutta secca, che aumenta i livelli di serotonina, apporta vitamine e sali minerali, oltre ad acidi grassi "buoni" che aiutano a ridurre il colesterolo;
- cioccolato fondente, che in piccole quantità ha azioni molto positive sulla salute e sullo stress, riducendo i livelli di cortisolo e accrescendo quelli di endorfine;
- agrumi, un'importante fonte di vitamina C che influisce direttamente sul cortisolo, riducendolo, e favorisce l'aumento dei livelli di serotonina.

Dormite, dormite, dormite

Dormire troppo poco incrementa la produzione di cortisolo, che a sua volta determina insonnia, creando un pericoloso circolo vizioso che riguarda il 20% degli italiani. Ma abbassa anche il livello della serotonina nel sangue, inducendo irritabilità, cattivo umore e, nei casi più gravi, depressione. Inoltre influenza negativamente l'appetito (che aumenta) e il funzionamento del metabolismo (che rallenta). Nel 90% dei casi, chi soffre di insonnia presenta almeno un altro problema di salute: oltre a quelli già citati, vale la pena nominare gli attacchi d'ansia, correlati a quadri ormonali alterati e alla stanchezza; l'ipertensione, dovuta all'impossibilità del cuore di riposare come dovrebbe; la riduzione delle difese immunitarie, causata dalla mancata produzione delle citochine, molecole che stimolano il sistema immunitario e che vengono sintetizzate durante il sonno; i disturbi della vista, determinati dall'affaticamento dei muscoli oculomotori, che regolano i movimenti e la contrazione del cristallino; e infine l'invecchiamento precoce: chi dorme meno ha infatti una pelle meno bella e idratata.

Al contrario, un buon sonno regola gli ormoni dello stress e del buonumore, ma migliora anche la memoria a lungo termine, contribuisce a ridurre il rischio cardiovascolare e rende il metabolismo più efficiente: tutte ottime ragioni per infilarsi a letto e cominciare a contare le pecorelle.

Secondo la National Sleep Foundation[5] un adulto dovrebbe dormire tra le 7 e le 9 ore per notte, e comunque mai meno di 6, a meno che non abbia più di 65 anni: in tal caso, possono bastare anche 5 ore per notte.

Età	Ore di sonno		
	Raccomandate	Appropriate	Non raccomandate
0-3 mesi	14-17	11-13 18-19	meno di 11 più di 19
4-11 mesi	12-15	10-11 16-18	meno di 10 più di 18
1-2 anni	11-14	9-10 15-16	meno di 9 più di 16
3-5 anni	10-13	8-9 14	meno di 8 più di 14

Età	Ore di sonno		
	Raccomandate	Appropriate	Non raccomandate
6-13 anni	9-11	7-8 12	meno di 7 più di 12
14-17 anni	8-10	7 11	meno di 7 più di 11
18-25 anni	7-9	6 10-11	meno di 6 più di 11
26-64 anni	7-9	6 10	meno di 6 più di 10
> 65 anni	7-8	5-6 9	meno di 5 più di 9

Da ortopedico non posso esimermi dal darvi alcune raccomandazioni sul "come" dormire, ovvero su quale delle quattro posizioni tipiche assumere durante le ore di riposo notturno:

- sul lato sinistro: posizione indicatissima per chi soffre di reflusso gastroesofageo, dal momento che lascia lo stomaco libero di dilatarsi e di ospitare nella parte bassa i succhi gastrici, che così liberano la parte alta e l'esofago. Lo svantaggio di questa posizione sta nella compressione di gamba e braccio sinistro, che al risveglio potrebbero essere indolenziti o formicolanti;
- posizione supina (a pancia in su): i nostri muscoli cervicali e lombari la adorano, perché li mette in condizione di rilassarsi; inoltre, la posizione supina distribuisce in maniera equa i pesi, evitando compressioni. Chi russa dovrà però cercare di evitarla o di limitarla, perché peggiora le apnee, così come chi soffre di bruxismo: il digrignamento dei denti, infatti, può aumentare;
- sul lato destro: una posizione che riduce bruxismo e apnee, e non

ha controindicazioni a parte la compressione di gamba e braccio destro, ma che è sconsigliata alle donne incinte perché proprio a destra si posiziona il feto;
- posizione prona (a pancia in giù): se potete evitarla, fatelo. Provoca la contrazione dei muscoli cervicali e lombari e la compressione dei visceri addominali e del viso.

La consapevolezza di sé: un'alleata fondamentale

Imparate a riconoscere quando siete stressati. Spesso tensione muscolare, tachicardia o disturbi intestinali possono essere campanelli d'allarme. Osservate le vostre reazioni e cercate di prenderne consapevolezza: vi sarà più facile scegliere come comportarvi per il bene vostro e del vostro corpo.

La scelta migliore sarebbe allontanarsi da ciò che ci crea stress, ma so bene che non sempre è possibile. Ciò che possiamo in ogni caso fare, in compenso, è cambiare il modo in cui reagiamo a ciò che ci provoca ansia o stress:

- non drammatizzate e cercate di rimanere lucidi; il senso della misura vi aiuterà a mantenere la calma e a risolvere i problemi che affrontate, soprattutto se riuscirete a guardare a essi come sfide, utili per la vostra crescita;
- tenete a mente la preghiera della serenità, che recita: "Concedimi la serenità di accettare le cose che non posso cambiare, il coraggio di cambiare le cose che posso, e la saggezza per conoscere la differenza". Non potete influire su tutto, non potete controllare tutto: potete però decidere di non preoccuparvi o arrabbiarvi per ciò su cui non potete influire e che non potete controllare;
- parlate con gli altri: confrontarsi e stare immersi in una comuni-

tà aiuta a stare meglio e favorisce non solo il benessere momentaneo, ma la longevità. La Dieta Mediterranea (entrata a far parte del patrimonio dell'Unesco nel 2010 e studiata in tutto il mondo per gli innumerevoli benefici) è stata riconosciuta di per sé insufficiente per migliorare la salute se non accompagnata da esercizio fisico e convivialità: condividere il cibo, trascorrere tempo con la famiglia e gli amici, essere aperti a socializzare con altre persone sono meccanismi riconosciuti dalla scienza come positivi per la costruzione di uno stato di salute costante e duraturo;[6]

- utilizzate tecniche di rilassamento e di respirazione consapevole: vi aiuteranno a gestire la fase acuta dello stress in maniera molto efficace. Lo yoga, per esempio, è un ottimo modo per imparare a conoscere il nostro corpo e i suoi limiti e per imparare ad armonizzare il flusso dei pensieri con quello del movimento e del respiro. Funzionano molto bene anche il training autogeno o le più recenti tecniche di rilassamento muscolare progressivo. Il training autogeno, messo a punto dal dottor Jurgen Schultz all'inizio degli anni Trenta, è una delle tecniche di rilassamento più efficaci; prevede l'alternanza di esercizi fisici e mentali, per raggiungere una totale distensione somatica e psichica.[7] Le tecniche di rilassamento muscolare progressivo, in origine sviluppate dal dottor Edmund Jacobson,[8] prevedono che il paziente impari a distinguere lo stato di contrazione da quello di rilassamento muscolare, notando differenze anche minime, quindi si concentri sul contrarre e rilassare alcune parti del corpo secondo tempi predefiniti, gustandosi la sensazione di benessere fisico e psicologico legata al lasciar andare la tensione. Entrambe queste tecniche sono molto utili non solo in caso di stress, ma anche di insonnia e di ansia.

Appendice
Tracciare una linea verso il benessere

Scattatevi una fotografia

Benvenuti nell'appendice del libro, una sezione pratica in cui, concretamente, muovere i primi passi verso il benessere.

Se avete fatto bene i calcoli, dovreste già conoscere il vostro fabbisogno calorico, ovvero di quante calorie il vostro corpo ha bisogno per funzionare. Nel caso non aveste eseguito i calcoli a suo tempo (quando avete letto le pagine 23-27), ecco un breve ripasso.

Il primo passo: calcolare il fabbisogno calorico

Il fabbisogno calorico si ottiene sommando al proprio metabolismo basale (MB) l'energia necessaria per sostenere le attività che abitualmente svolgiamo nella nostra quotidianità.

Prima di tutto dovrete quindi calcolare il vostro metabolismo basale, utilizzando l'equazione di Harris-Benedict. Se non siete fan della matematica e il solo vedere dei numeri vi intimorisce, nessun problema: online esistono numerosi siti che consentono di eseguire gratuitamente questo calcolo e i successivi che vi suggerirò. Se invece preferite calcolare il vostro metabolismo basale in autonomia, ecco le formule:

PER LE DONNE: 655 + (9,5 × PESO IN KG) + (1,8 × ALTEZZA IN CM) – (4,6 × ETÀ)

PER GLI UOMINI: 66,4 + (13,7 × PESO IN KG) + (5 × ALTEZZA IN CM) – (6,7 × ETÀ)

Ottenuto un valore orientativo del vostro metabolismo basale, potrete stimare il vostro fabbisogno energetico complessivo moltiplicando questa cifra per un numero che, convenzionalmente, indica il livello di attività che svolgete d'abitudine:

Fabbisogno energetico complessivo		
Poco o per nulla attivo	Estremamente sedentario, lavori seduto in ufficio, nessuna attività sportiva	MB × 1,2
Non molto attivo	Sedentario, lavori in ufficio, minima attività fisica 1-2 volte a settimana	MB × 1,375
Moderatamente attivo	Lavori anche in piedi, attività fisica 3-5 volte a settimana	MB × 1,55
Attivo	Lavori prevalentemente in piedi, percorrendo anche lunghi tragitti, come nel caso dei camerieri, allenamento 6-7 volte a settimana	MB × 1,725
Molto attivo	Lavori per esempio come operaio edile o lavoratore agricolo, oppure sei un atleta; allenamento 2 o 3 volte al giorno	MB × 1,9

Il secondo passo: calcolare il BMI

Ora che sapete di quante calorie il vostro corpo ha bisogno, è il momento di capire se dovete perdere peso, prendere peso oppure mantenere il peso che avete attualmente. Vi invito quindi a calcolare il vostro BMI.

Il BMI (Body Mass Index), detto anche IMC (Indice di Massa Corporea), corrisponde al rapporto tra altezza e peso, e permette di posizionarsi in una scala che va da "grave sottopeso" a "gravissima obesità". È un indice piuttosto datato (la prima formulazione è del 1832 e la prima importante diffusione risale alla prima metà del Novecento) e abbastanza grossolano (non tiene conto, per esempio, di parametri come il sesso della persona o la percentuale di massa grassa e massa magra), ma nonostante ciò spesso viene utilizzato tuttora, perché consente di inquadrare il paziente in modo immediato.

Il calcolo è molto semplice: è sufficiente dividere il peso (espresso in chili) per il quadrato dell'altezza (espressa in metri). La formula è la seguente:

$$\text{BMI} = \frac{\text{PESO}}{(\text{ALTEZZA})^2}$$

Ottenuto il BMI, individuate la vostra condizione confrontando il dato con la seguente tabella:

Condizione	BMI
Grave sottopeso	< 16,5
Sottopeso	16,5-18,49
Normopeso	18,5-24,99
Sovrappeso	25-29,99
Lieve obesità	30-34,99
Media obesità	35-39,99
Grave/gravissima obesità	> 40

UN ESEMPIO

Una donna di 32 anni, alta 165 cm e del peso di 55 chili dovrà eseguire i seguenti calcoli:

1. metabolismo basale: 655 + (9,5 × 55 kg) + (1,8 × 165 cm) – (4,6 × 32) = 665 + 522,5 + 297 – 147,2 = 1327,3 kcal / giorno
2. consumo calorico globale, ipotizzando che sia moderatamente attiva: 1327,3 × 1,55 = 22057,315 kcal
3. BMI: 55 / $(1,65)^2$ = 55 / 2,72 = 20,22, risultando quindi normopeso.

Il terzo passo: individuare il proprio profilo

Calcolati il vostro fabbisogno calorico e il vostro BMI, siete pronti per scegliere il percorso da intraprendere. Nelle prossime pagine ne troverete tre, rivolti ad altrettanti profili:

- sovrappeso, il cui scopo è perdere massa grassa;
- normopeso, il cui scopo è mantenere il peso attuale;
- sottopeso, il cui scopo è aumentare la massa magra.

Ogni profilo conterrà un esempio di alimentazione giornaliera e una tabella di esercizi.

Parlo di "esempio di alimentazione" e non di "dieta" perché le proposte che leggerete sono puramente indicative e vogliono fungere da prototipo del metodo di lavoro che vi ho suggerito nel primo capitolo. I piatti proposti, infatti, saranno sempre gli stessi; ciò che varia, tra gli esempi che ho preparato per i tre profili, è l'apporto calorico. Questo perché, come ho scritto nelle pagine precedenti, tutti dovrebbero mangiare gli stessi alimenti: chi ha bisogno di dimagrire non deve patire la fame nutrendosi solo di cetrioli sconditi, chi ha la necessità di aumentare la massa magra non deve ingozzarsi di tiramisù, ma entrambi devono nutrirsi con cibi sani, regolando l'apporto calorico in funzione delle loro esigenze.

Non vi propongo una dieta perché una "dieta universale", buona per tutte le persone e tutte le stagioni, non esiste. È una chimera. Al contrario, una dieta deve essere come un vestito su misura: ciascuno di noi ha caratteristiche fisiche specifiche e un ben preciso stile di vita, ed è a partire da questi che bisogna ragionare e, di conseguenza, agire.

Il mio invito, quindi, è che vi ispiriate a ciò che vi suggerisco per provare a creare voi stessi il vostro vestito su misura, ricordando sempre che le fonti di macro e micronutrienti devono provenire dalla lista della spesa che trovate a pagina 46 (o da cibi con le medesime caratteristiche di quelli indicati) e che a ogni pasto l'apporto calorico dovrà essere suddiviso come indicato dalla T.H. Chan School of Public Health dell'Università di Harvard: 50% tra verdura e frutta, 25% di cereali integrali e 25% di proteine.

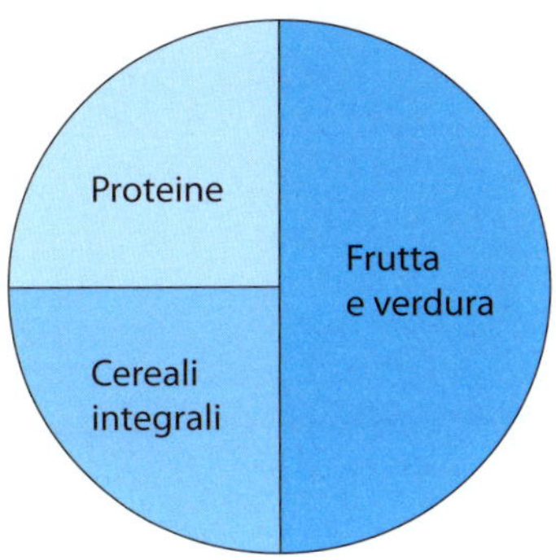

Il mio suggerimento è comunque quello, quando possibile, di consultare un professionista del settore, che vi aiuterà a mappare nel modo più preciso possibile le vostre esigenze e a delineare il vostro percorso verso il benessere.

La seconda sezione di ciascuno dei tre profili è invece dedicata al movimento: anche in questo caso, fare due chiacchiere con un personal trainer di certo non vi nuocerà. Potrebbe essere una buona idea staccare la tabella di esercizi che vi propongo e guardarla insieme a lui (o lei), in modo che possa consigliarvi eventuali cambiamenti e aiutarvi a rimanere costanti nel vostro allenamento.

Non vi rimane che prendere la rincorsa e muovere i primi passi verso il benessere.

Profilo 1: sovrappeso

Una giornata di alimentazione sana

L'esempio di alimentazione che vi propongo di seguito è calcolato per una donna sovrappeso con un fabbisogno calorico indicativo di 2000 kcal giornaliere. Per perdere massa grassa la protagonista del nostro esempio dovrà creare un piccolo deficit calorico (300-500 kcal): in questo modo, il corpo farà ricorso alle riserve.

Ipotizzando quindi un apporto calorico giornaliero di 1500 kcal, il fabbisogno potrebbe essere così suddiviso:

- 300 kcal per la colazione;
- 75 kcal per lo snack;
- 600 kcal per il pranzo;
- 75 kcal per lo snack;
- 450 kcal per la cena.

Di seguito, un esempio di dieta quotidiana da 1500 calorie.

Colazione	
127,5 g di yogurt greco 30 g di frutti di bosco 6 g di noci 1 cucchiaino di miele 22,5 g di muesli	285 kcal: 34,5 g di carboidrati 19,5 g di grassi 18 g di proteine
39 g di avena in fiocchi 105 g di yogurt greco 0% di grassi 15 g di mandorle stevia a piacere	300 kcal: 33 g di carboidrati 10,5 g di grassi 20,4 g di proteine
2 albumi 40 g di formaggio feta 300 g di vegetali (peperoni, melanzane, funghi)	300 kcal: 25,9 g di carboidrati 12,9 g di grassi 25,5 g di proteine

Snack	
60 g di frutti di bosco 80 g di yogurt magro	75 kcal: 17,1 g di carboidrati 0,6 g di grassi 5,5 g di proteine
45 g di fesa di tacchino 10 g di pane 100% integrale	75 kcal: 9 g di carboidrati 0,5 g di grassi 9 g di proteine

Pranzo	
68 g di pasta integrale con sugo di pomodoro leggero 105 g di salmone 115 g di pomodorini 15 g di olio extravergine d'oliva	600 kcal: 54,75 g di carboidrati 30,2 g di grassi 26,85 g di proteine
60 g di riso integrale 200 g di melanzane 200 g di peperoni 135 g di petto di pollo 15 g di olio extravergine d'oliva	600 kcal: 67,5 g di carboidrati 21 g di grassi 33 g di proteine

Cena	
172 g di patate 150 g di spinaci 2 uova medie + 1 albume 10 g di olio extravergine d'oliva	450 kcal: 41,5 g di carboidrati 22,5 g di grassi 22 g di proteine
58 g di quinoa 50 g di broccoli 90 g di tonno in scatola al naturale 45 g di avocado 15 g di mandorle	450 kcal: 44 g di carboidrati 19 g di grassi 30 g di proteine

TABELLA DI ALLENAMENTO PER PERDERE PESO

Come ho spiegato nel primo capitolo, l'allenamento migliore per perdere peso è un circuito, ovvero una sequenza predeterminata di esercizi suddivisi da intervalli brevi, che dovranno essere utilizzati solo per dare modo ai muscoli di recuperare.

Per tutti i dettagli vi rimando alle pagine 57-69, dove trovate due circuiti da eseguire con l'ausilio di attrezzi, uno a corpo libero (adatto quindi anche per chi si allena a casa) e una proposta di circuito Tabata. Di seguito invece ho inserito una tabella da staccare e portare con voi in palestra: riporta un circuito elaborato da me e, sul retro, alcuni esercizi di stretching da eseguire al termine dell'allenamento.

- Serie: 3-4, a seconda del vostro livello di allenamento.
- Ripetizioni: 12-15.
- Recupero: 20 secondi tra gli esercizi; 2-3 minuti al termine di ogni circuito.

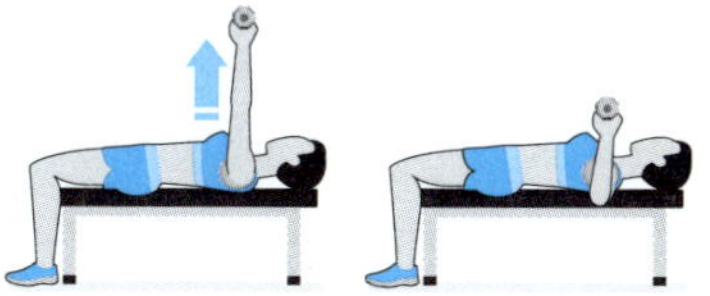

Estensioni su panca piana

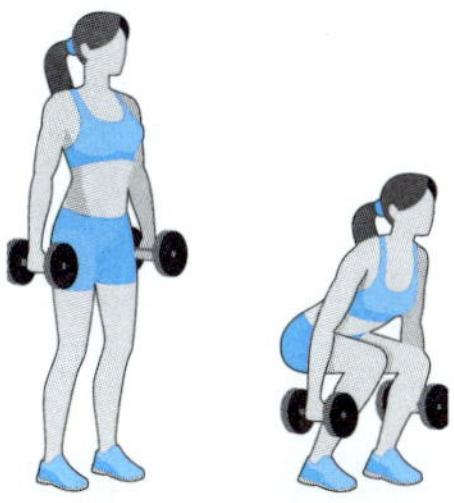

Squat con carico

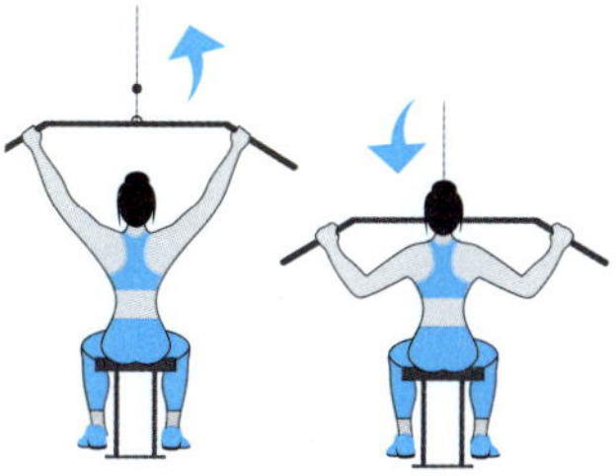

Lat machine avanti

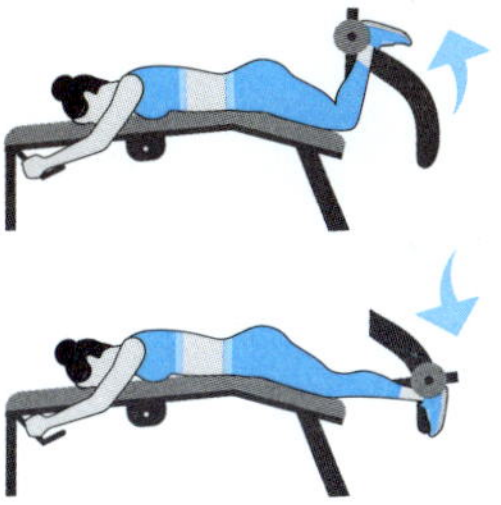

Leg curl

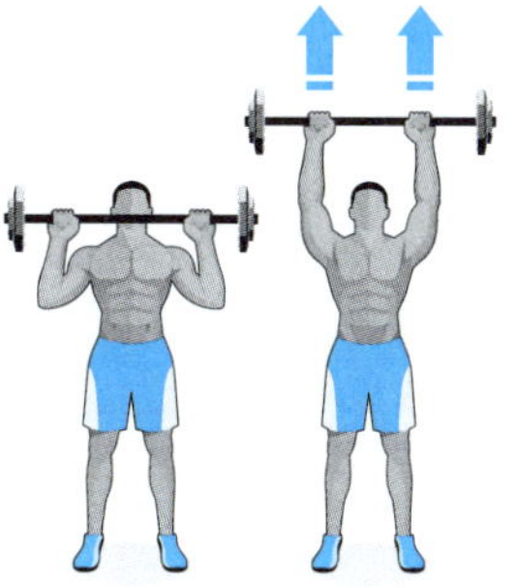

Military press

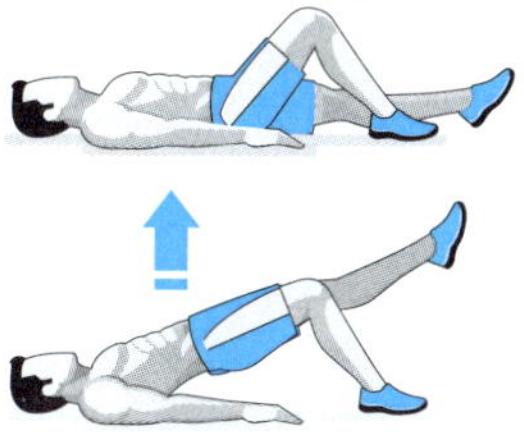

Glute bridge a una gamba

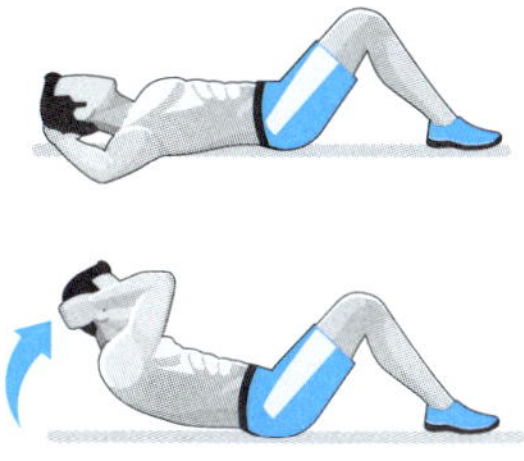

Crunch

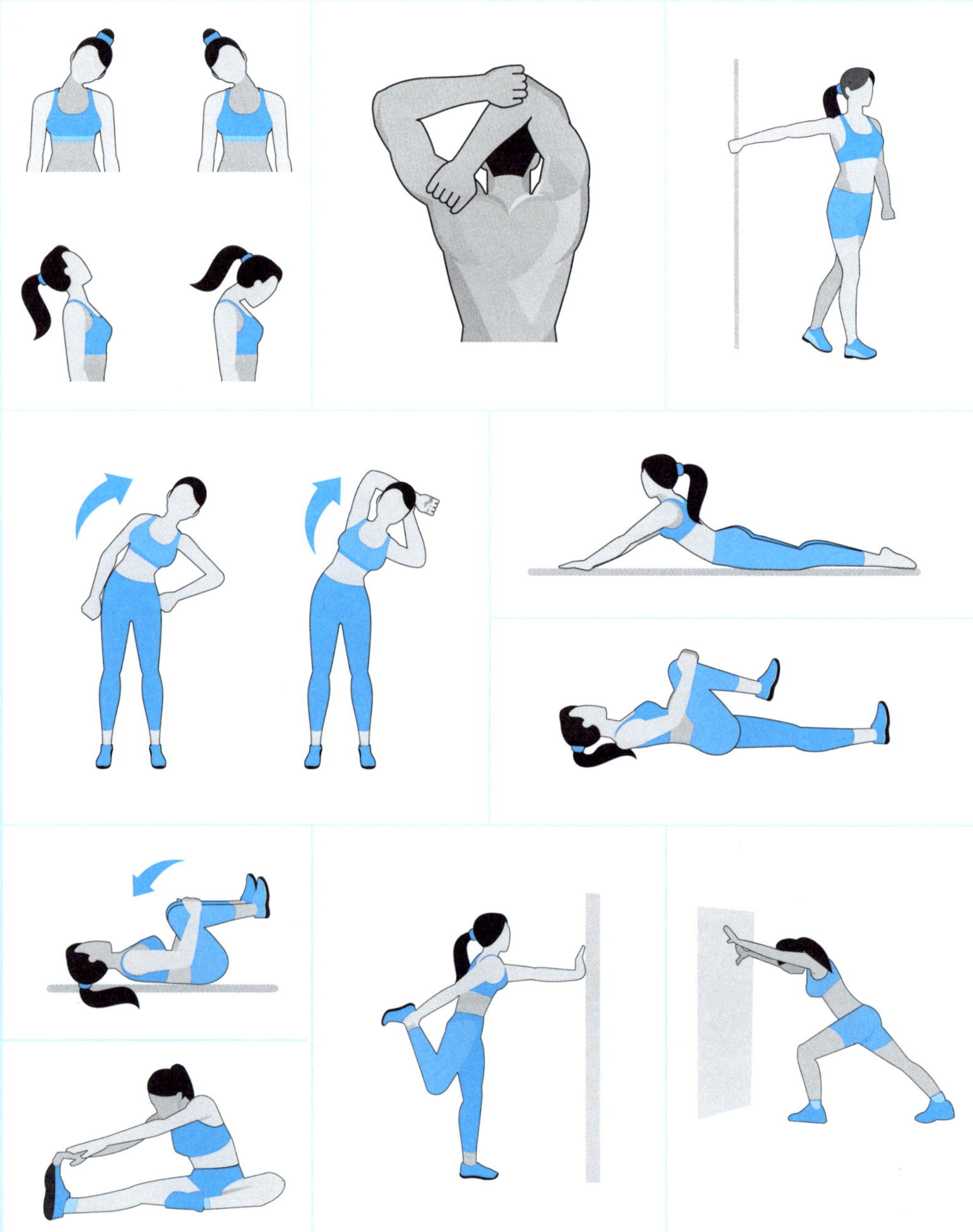

MANTENETE OGNI POSIZIONE PER 20-30 SECONDI;
SE AVVERTITE DOLORE, RIDUCETE L'ALLUNGAMENTO, MA NON LA DURATA.

Profilo 2: normopeso

Una giornata di alimentazione sana

L'esempio di alimentazione che vi propongo di seguito è calcolato per una donna normopeso con un fabbisogno calorico di circa 2000 kcal giornaliere. Lo scopo del suo stile alimentare sarà mantenere il peso costante, mangiando cibi sani che apportino tutti i micro e macronutrienti di cui il suo corpo necessita.

Un'ideale suddivisione di un tale apporto calorico giornaliero potrebbe essere:

- 400 kcal per la colazione;
- 100 kcal per lo snack;
- 800 kcal per il pranzo;
- 100 kcal per lo snack;
- 600 kcal per la cena.

Di seguito, un esempio di dieta quotidiana da 2000 calorie.

Colazione	
170 g di yogurt greco 40 g di frutti di bosco 8 g di noci 1 cucchiaino di miele 30 g di muesli	380 kcal: 48,5 g di carboidrati 26 g di grassi 24 g di proteine
52 g di avena in fiocchi 140 g di yogurt greco 0% di grassi 20 g di mandorle stevia a piacere	400 kcal: 44 g di carboidrati 14,1 g di grassi 27,1 g di proteine
2 albumi + 1 uovo intero 40 g di formaggio feta 300 g di vegetali (peperoni, melanzane, funghi)	400 kcal: 34,5 g di carboidrati 17 g di grassi 34 g di proteine

Snack	
1 mela piccola 125 g di yogurt magro	100 kcal: 17,1 g di carboidrati 0,6 g di grassi 5,5 g di proteine
50 g di fesa di tacchino 20 g di pane 100% integrale	100 kcal: 9,6 g di carboidrati 1 g di grassi 11 g di proteine

Pranzo	
90 g di pasta integrale con sugo di pomodoro leggero 140 g di salmone 150 g di pomodorini 20 g di olio extravergine d'oliva	800 kcal: 73 g di carboidrati 40,9 g di grassi 35,8 g di proteine
80 g di riso integrale 200 g di melanzane 200 g di peperoni 180 g di petto di pollo 25 g di olio extravergine d'oliva	800 kcal: 90 g di carboidrati 28 g di grassi 44 g di proteine

Cena	
230 g di patate 150 g di spinaci 2 uova medie 50 g di ricotta 15 g di olio extravergine d'oliva	600 kcal: 54 g di carboidrati 30 g di grassi 29 g di proteine
70 g di quinoa 50 g di broccoli 120 g di tonno in scatola al naturale 60 g di avocado 20 g di mandorle	600 kcal: 58 g di carboidrati 26 g di grassi 39 g di proteine

TABELLA DI ALLENAMENTO PER MANTENERE IL PESO COSTANTE

Allenarsi è essenziale per mantenere l'apparato muscolo-scheletrico in salute, proteggendolo dall'invecchiamento e ritardando l'insorgenza di qualunque quadro patologico. Gli "effetti collaterali" sono molti, e tutti positivi: oltre al rilascio di endorfine e all'aumento delle energie, praticando con costanza attività fisica le persone normopeso troveranno facilissimo mantenere la propria forma.

Come avrete capito leggendo le pagine precedenti, sono un sostenitore dell'allenamento con l'ausilio di carichi, quello che più ci aiuta ad avere muscoli forti e sani: per questa ragione, di seguito troverete una tabella che sintetizza la sessione di training proposta alle pagine 97-103. Anche questa prevede la sollecitazione di tutti i gruppi muscolari, sebbene in forma ridotta rispetto a quanto ipotizzato nel secondo capitolo, al quale vi rimando per approfondire il vostro lavoro.

Sul retro della tabella, da staccare e portare con voi in palestra, alcuni esercizi di stretching da eseguire al termine del vostro allenamento.

- Serie: 3-4, a seconda del vostro livello di allenamento.
- Ripetizioni: 8-12.
- Recupero: 60-90 secondi.

PETTORALI

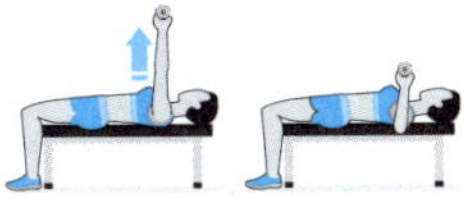
Estensioni su panca piana

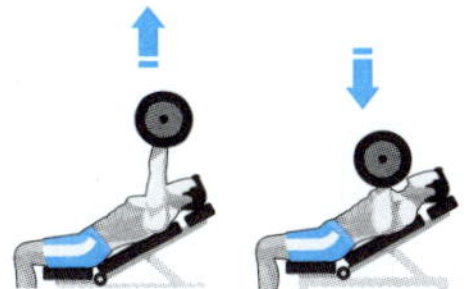
Estensioni su panca inclinata

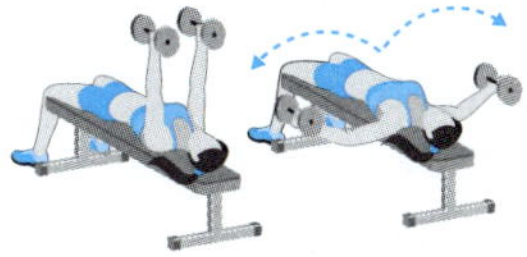
Croci su panca piana

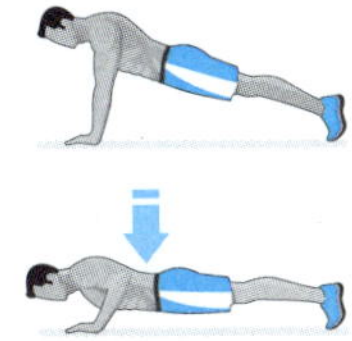
Piegamenti sulle braccia

DORSALI

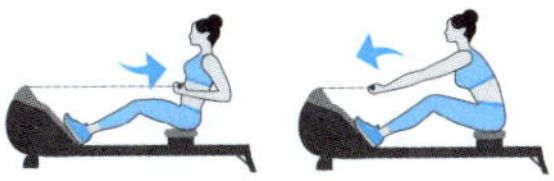
Pulley basso

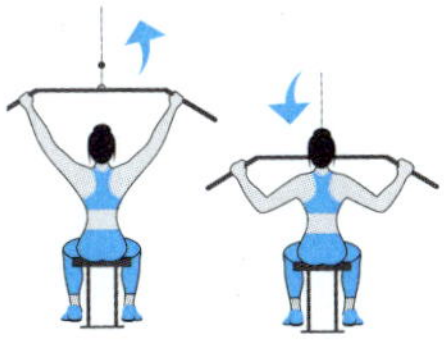
Lat machine avanti

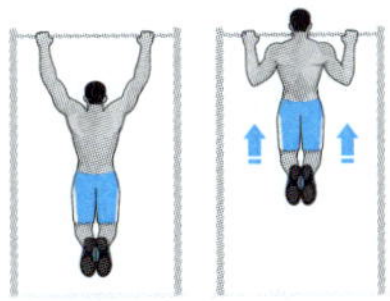
Trazioni alla sbarra

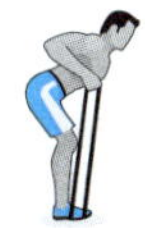
Rematore con manubri
o elastico

SPALLE

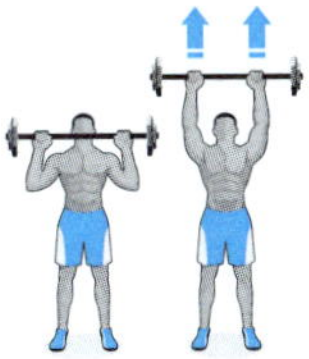
Military press

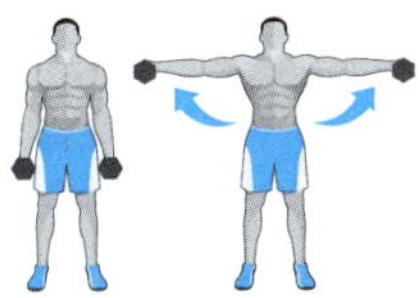
Alzate laterali con manubri

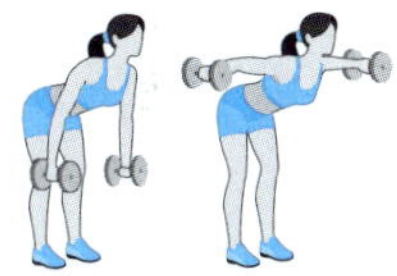
Alzate a 90° con manubri

BICIPITI

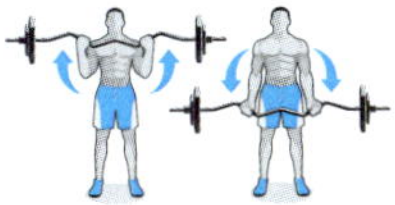
Curl in piedi con bilanciere

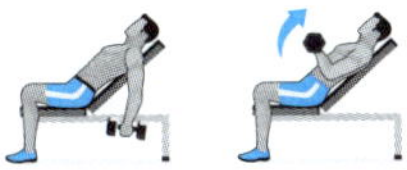
Curl da seduto con manubri
su panca inclinata

TRICIPITI

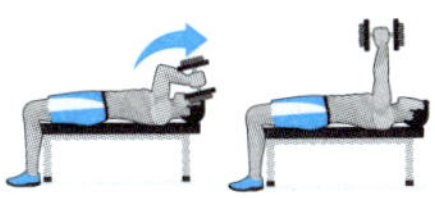
French press con manubri

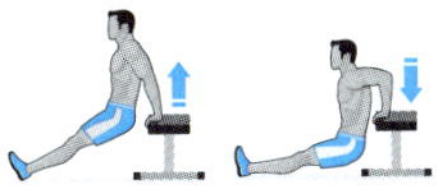
Dip su panca piana

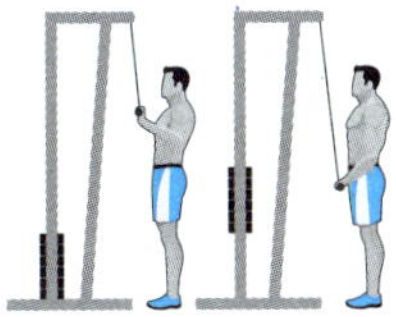
Tricipiti in piedi ai cavi

ADDOMINALI

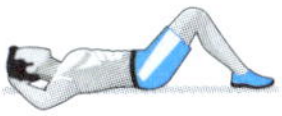

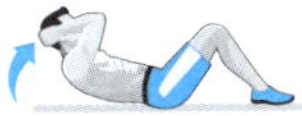
Crunch

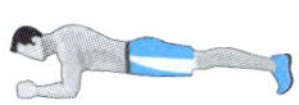
Plank

GAMBE

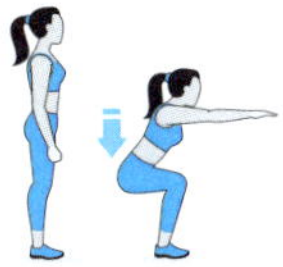
Squat

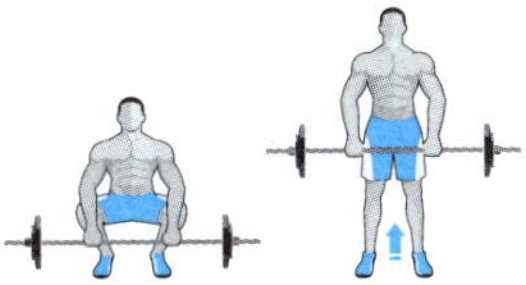
Stacchi da terra

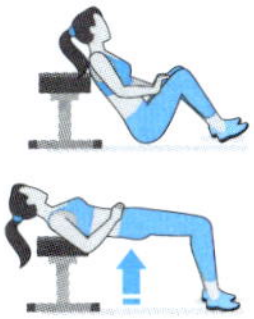
Hip thrust

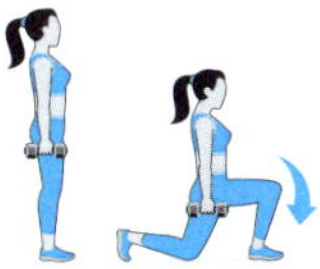
Affondi

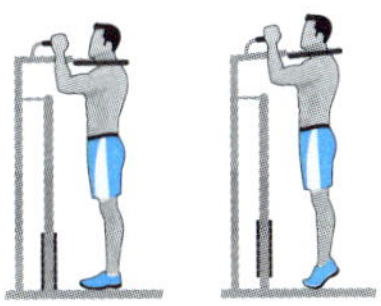
Calf in piedi

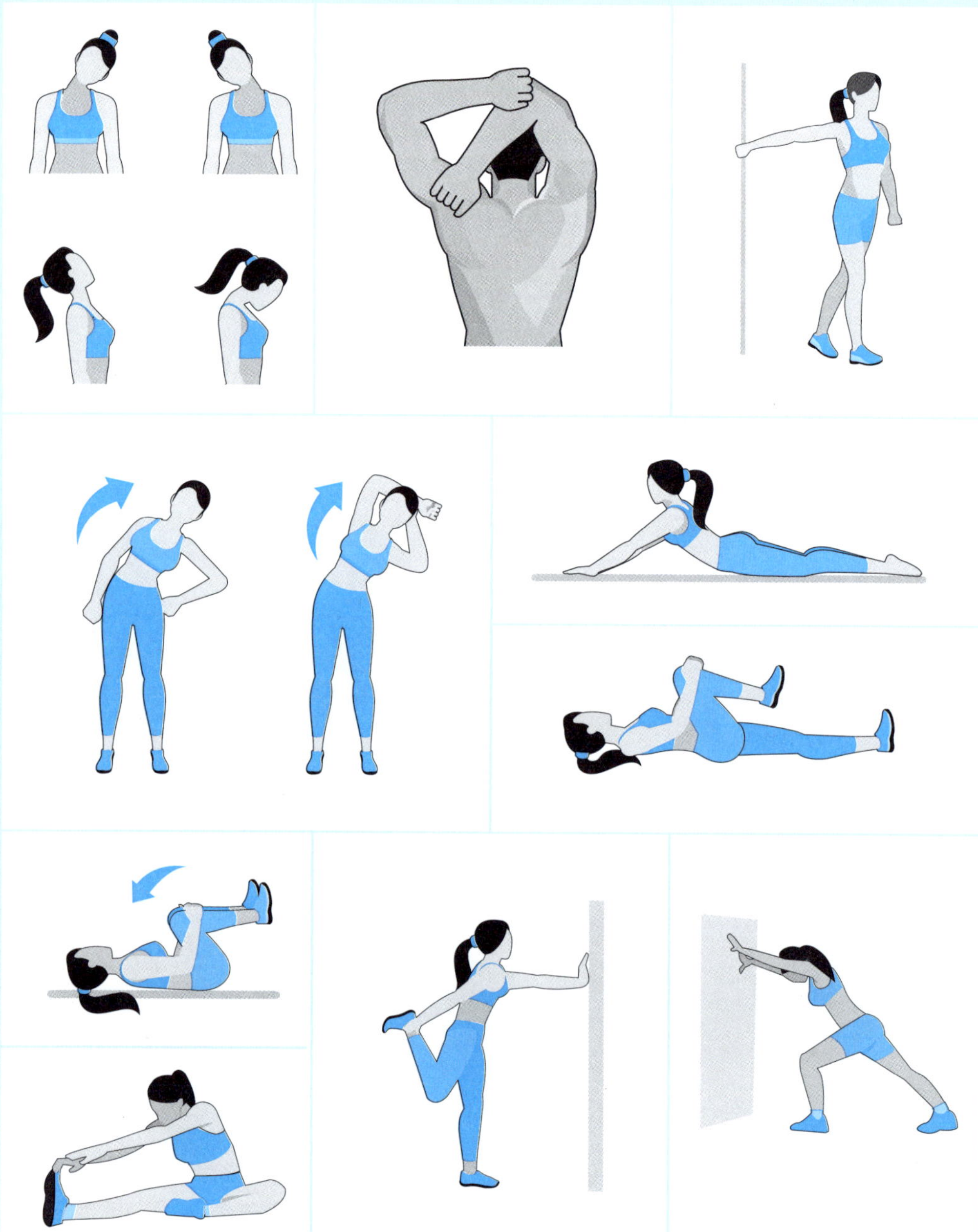

MANTENETE OGNI POSIZIONE PER 20-30 SECONDI;
SE AVVERTITE DOLORE, RIDUCETE L'ALLUNGAMENTO, MA NON LA DURATA.

Profilo 3: sottopeso

Una giornata di alimentazione sana

L'esempio di alimentazione che vi propongo di seguito è calcolato per una donna sottopeso con un fabbisogno calorico di circa 2000 kcal giornaliere. Per aumentare la propria massa magra, la protagonista del nostro esempio dovrà assumere un surplus di 300-500 calorie giornaliere, suddividendo l'apporto calorico complessivo così:

- 500 kcal per la colazione;
- 125 kcal per lo snack;
- 1000 kcal per il pranzo;
- 125 kcal per lo snack;
- 750 kcal per la cena.

Di seguito, un esempio di dieta quotidiana da 2500 calorie.

Colazione	
210 g di yogurt greco 50 g di frutti di bosco 10 g di noci 1 cucchiaino di miele 37,5 g di muesli	475 kcal: 57,25 g di carboidrati 32,5 g di grassi 30 g di proteine
65 g di avena in fiocchi 175 g di yogurt greco 0% grassi 25 g di mandorle stevia a piacere	500 kcal: 55 g di carboidrati 17,5 g di grassi 33,8 g di proteine
2 uova intere 50 g di formaggio feta 400 g di vegetali (peperoni, melanzane, funghi)	500 kcal: 43,12 g di carboidrati 21,2 g di grassi 42,5 g di proteine

Snack	
1 mela piccola 160 g di yogurt magro	125 kcal: 21,3 g di carboidrati 0,75 g di grassi 6,8 g di proteine
62 g di fesa di tacchino 25 g di pane 100% integrale	125 kcal: 12 g di carboidrati 1,25 g di grassi 13,75 g di proteine

Pranzo	
112 g di pasta integrale con sugo di pomodoro leggero 175 g di salmone 150 g di pomodorini 25 g di olio extravergine d'oliva	1000 kcal: 91 g di carboidrati 50,2 g di grassi 48,5 g di proteine
100 g di riso integrale 200 g di melanzane 200 g di peperoni 225 g di petto di pollo 30 g di olio extravergine d'oliva	1000 kcal: 112,5 g di carboidrati 35 g di grassi 55 g di proteine

Cena	
280 g di patate 150 g di spinaci 2 uova medie 100 g di ricotta 20 g di olio extravergine d'oliva	800 kcal: 67 g di carboidrati 37,5 g di grassi 36,2 g di proteine
87,5 g di quinoa 62,5 g di broccoli 150 g di tonno in scatola al naturale 75 g di avocado 25 g di mandorle	750 kcal: 72 g di carboidrati 32 g di grassi 48 g di proteine

TABELLA DI ALLENAMENTO PER AUMENTARE LA MASSA MAGRA

Lo scopo dell'allenamento di chi è sottopeso è aumentare la massa magra, ovvero i muscoli, rinforzando così tutto l'apparato muscolo-scheletrico e mettendolo in condizione di lavorare al meglio delle sue possibilità, oltre che proteggendolo dalla prematura insorgenza di quadri patologici.

Di seguito troverete una tabella che sintetizza la sessione di training proposta alle pagine 97-103. Anche questa prevede la sollecitazione di tutti i gruppi muscolari, sebbene in forma ridotta rispetto a quanto ipotizzato nel secondo capitolo, al quale vi rimando per approfondire il vostro lavoro.

Sul retro della tabella, da staccare e portare con voi in palestra, alcuni esercizi di stretching da eseguire al termine del vostro allenamento.

- Serie: 3-4, a seconda del vostro livello di allenamento.
- Ripetizioni: 12-15.
- Recupero: 60 secondi.

PETTORALI

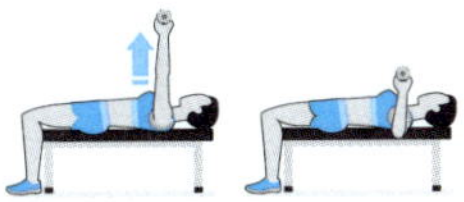

Estensioni su panca piana

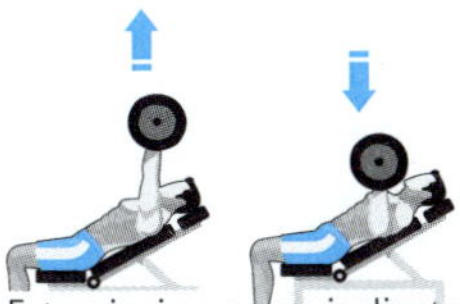

Estensioni su panca inclinata

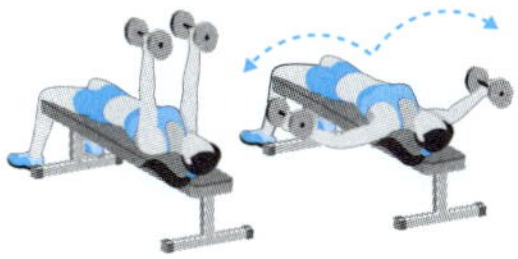

Croci su panca piana

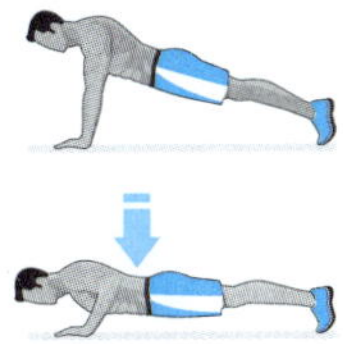

Piegamenti sulle braccia

DORSALI

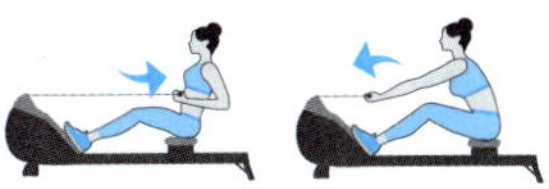

Pulley basso

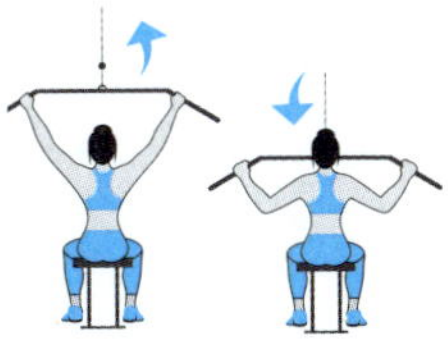

Lat machine avanti

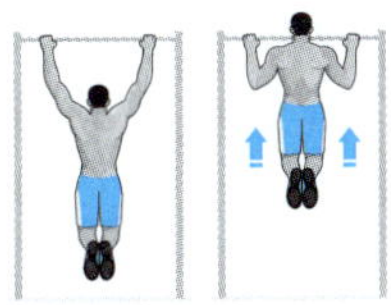

Trazioni alla sbarra

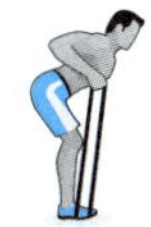

Rematore con manubri o elastico

SPALLE

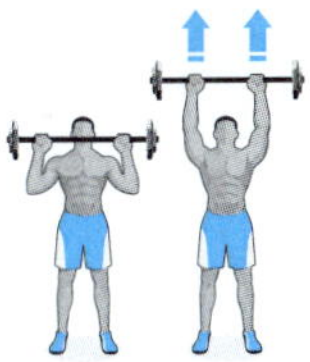

Military press

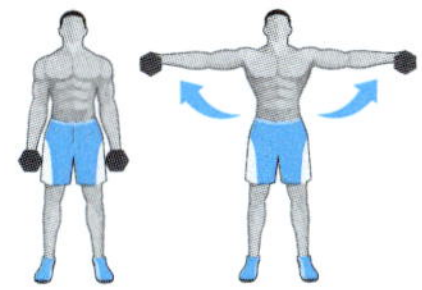

Alzate laterali con manubri

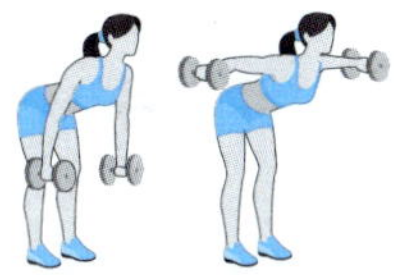

Alzate a 90° con manubri

BICIPITI

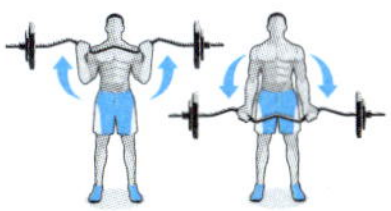

Curl in piedi con bilanciere

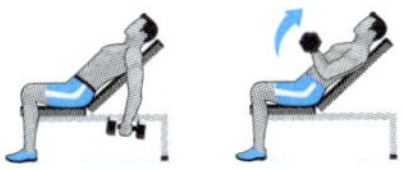

Curl da seduto con manubri su panca inclinata

TRICIPITI

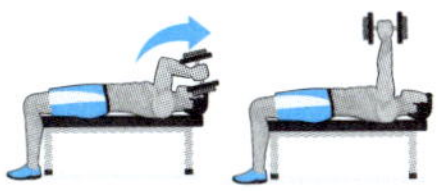

French press con manubri

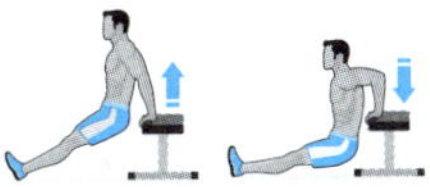

Dip su panca piana

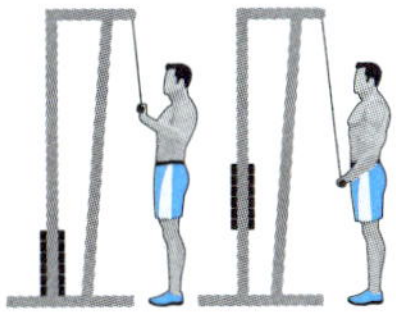

Tricipiti in piedi ai cavi

ADDOMINALI

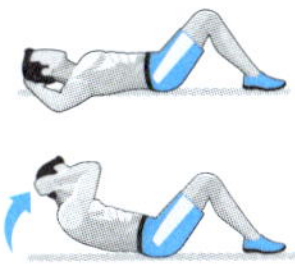

Crunch

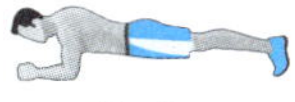

Plank

GAMBE

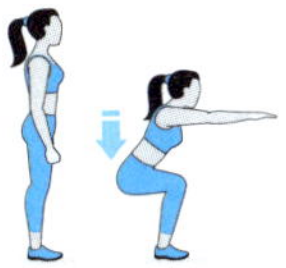

Squat

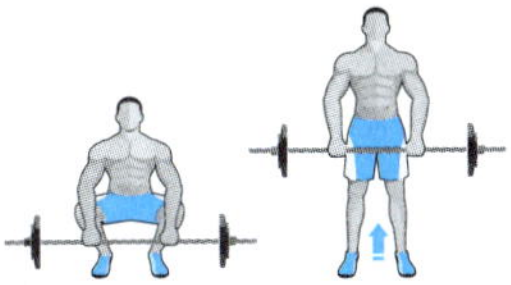

Stacchi da terra

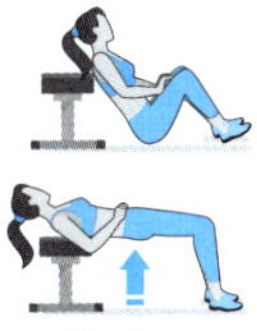

Hip thrust

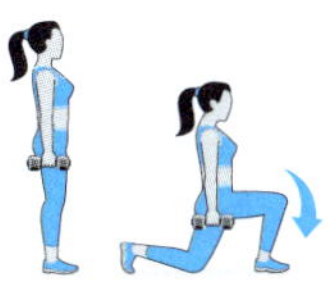

Affondi

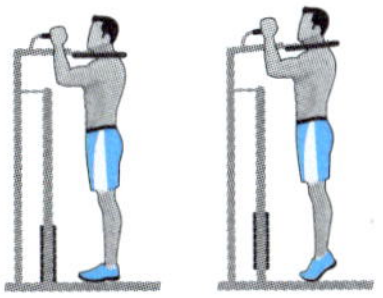

Calf in piedi

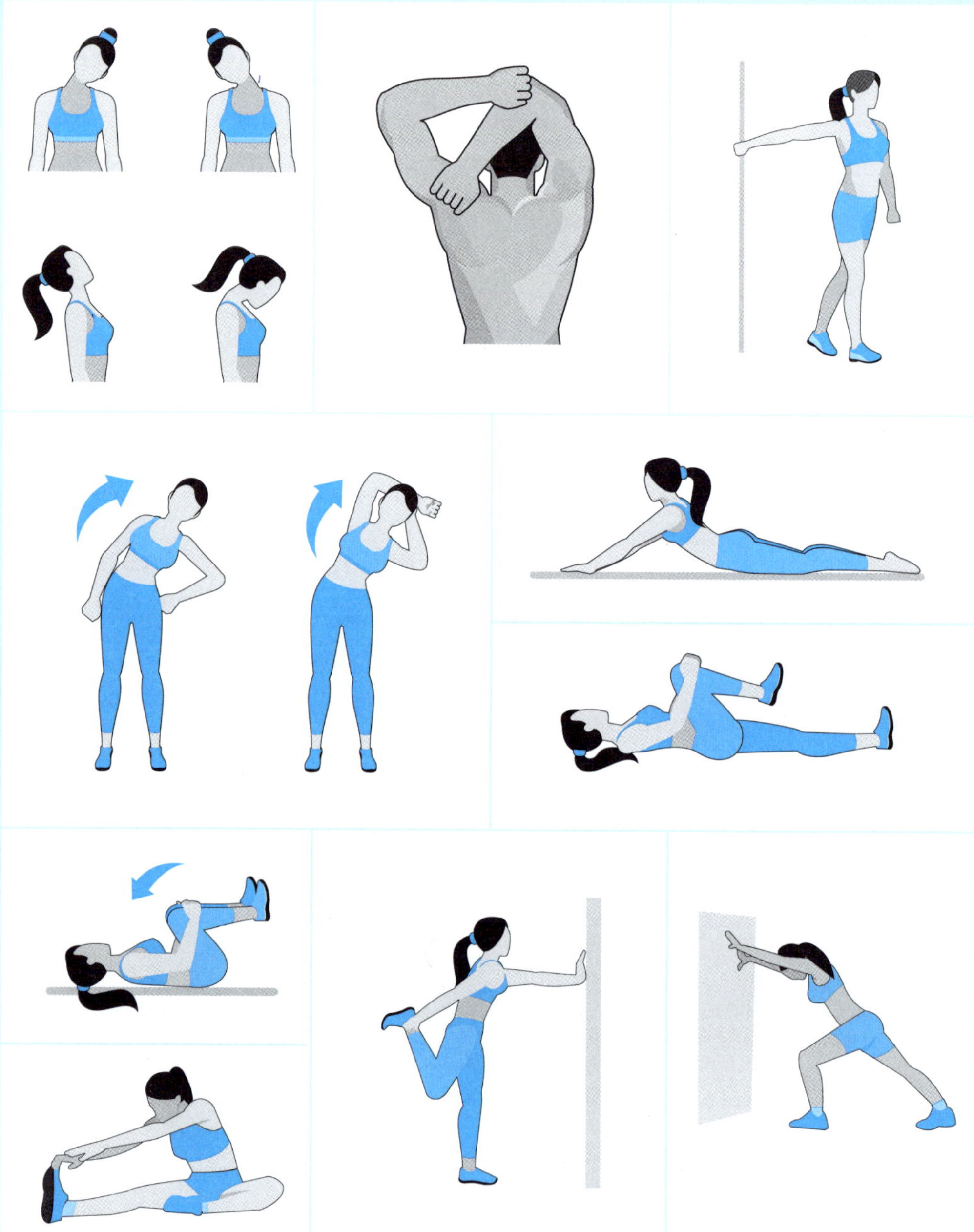

MANTENETE OGNI POSIZIONE PER 20-30 SECONDI;
SE AVVERTITE DOLORE, RIDUCETE L'ALLUNGAMENTO, MA NON LA DURATA.

Note

Il primo pilastro: un giusto peso

[1] Foster, N.E. et al., *Prevention and treatment of low back pain: evidence, challenges, and promising directions*, in «The Lancet», marzo 2018; *Mal di schiena: i numeri*, in «Corriere della Sera», 19 luglio 2018; Meli, E., *Mal di schiena: gli errori da evitare (che facciamo quasi tutti)*, in «Corriere della Sera», 17 maggio 2019.

[2] Osservatorio Nazionale sulla Salute nelle Regioni Italiane, Rapporto Osservasalute 2018, www.osservatoriosullasalute.it.

[3] Gili, R., *I dati allarmanti dell'obesità infantile: prevenirla è un dovere*, www.medicalfacts.it, 13 novembre 2019.

[4] Paolucci, A.M., *Caloria*, in *Universo del Corpo*, Treccani 1999.

[5] Wang, Z. et al., *Specific metabolic rates of major organs and tissues across adulthood: evaluation by mechanistic model of resting energy expenditure*, in «The American Journal of Clinical Nutrition», dicembre 2010; Maisch, B. et al., *Die Auswirkungen dynamischen Krafttrainings nach dem Nautilus-Prinzip auf kardiozirkulatorische Parameter und Ausdauerleistungsfähigkeit* (*The effects of resistance training according to the Nautilus principles on cardiocirculatory parameters and endurance*), Angenommen vom Fachbereich Humanmedizin der Philipps-Universität Marburg, 11 dicembre 2003.

[6] Harris, J.A. e Benedict, F.G., *A biometric study of basal metabolism in man*, Washington, dc, Carnegie Institute of Washington, 1919.

[7] Barus, D., *Bere tanta acqua fa proprio bene alla salute?*, www.fondazioneveronesi.it, 12 settembre 2011.

[8] Augustin, L., *Carboidrati ed indice glicemico*, www.nutrition-foundation.it, 14 dicembre 2004.

[9] Sieri, S. et al., *Diete vegetariane: documento* SINU *2015*, www.sinu.it.

[10] Vedi www.hsph.harvard.edu.

[11] Zhu, Y. et al., *Increasing the number of masticatory cycles is associated with reduced appetite and altered postprandial plasma concentrations of gut hormones, insulin and glucose*, in «British Journal of Nutrition», luglio 2013.

Il secondo pilastro: muscoli e ossa al meglio

[1] Morelli, F., *Dieta proteica e attività fisica contro la sarcopenia*, www.fondazioneveronesi.it, 10 febbraio 2015.
[2] Vedi thelifestudy.org.
[3] Dati raccolti dalla Società Italiana dell'Osteoporosi, del Metabolismo Minerale e delle Malattie dello Scheletro, siommms.it.
[4] Vedi *Osteoporosi*, in *Malattie delle ossa e delle articolazioni*, in *Enciclopedia Salute*, salute.gov.it.
[5] Cit., salute.gov.it.
[6] *Ossa spezzate, vite spezzate, un piano d'azione per superare l'emergenza delle fratture da fragilità in Italia*, report a cura della Fondazione Italiana per la Ricerca sulle Malattie dell'Osso (firmo) e dell'International Osteoporosis Foundation (IOF), 2018.
[7] Janz, K.F. et al., *Physical activity augments bone mineral accrual in young children: The Iowa Bone Development study*, in «The Journal of Pediatrics», giugno 2006.
[8] Harris, T.B. et al., *Plasma phospholipid fatty acids and fish-oil consumption in relation to osteoporotic fracture risk in older adults: the Age, Gene/Environment Susceptibility Study*, in «The American Journal of Clinical Nutrition», maggio 2015.

Il terzo pilastro: una postura corretta

[1] Kendall, F.P. et al., *I muscoli. Funzioni e test con postura e dolore*, Roma, Verduci, 2005.

Il quarto pilastro: imparare a gestire lo stress

[1] Vedi www.apa.org.
[2] Friedman, M. e Rosenman, R., *Association of specific overt behaviour pattern with blood and cardiovascular findings*, in «Journal of the American Medical Association», marzo 1959.
[3] Haynes, S.G. et al., *The relationship of psychosocial factors to coronary heart disease in the Framingham Study. III. Eight-year incidence of coronary heart disease*, in «American Journal of Epidemiology», gennaio 1980.
[4] Cfr. fra gli altri Rosenman, R. et al., *Coronary heart disease in the Western Collaborative Group Study. A follow-up experience of 4½ years*, in «Journal of Chronic Diseases», settembre 1970.
[5] Vedi www.sleepfoundation.org/press-release/national- sleep-foundation-recommends-new-sleep-times.
[6] Vedi www.fondazionedietamediterranea.it.
[7] Schultz, J.H., *Il training autogeno. Metodo di autodistensione da concentrazione psichica. Vol. 1: esercizi inferiori*, Milano, Feltrinelli, 2004.
[8] Jacobson, E., *Progressive Relaxation*, Chicago, University of Chicago Press, 1938.

Ringraziamenti

Terminata la scrittura di questo mio primo libro, mi guardo indietro e mi rendo conto che sono davvero tantissime le persone che voglio ringraziare, perché tantissimi sono coloro che, a vario titolo, hanno contribuito al mio processo di crescita professionale e umana.

I miei maestri di sport, che mi hanno insegnato ad apprezzare uno stile di vita sano e attivo, sin da quando ero un bambino.

I miei maestri di chirurgia, che hanno sopportato le mie infinite curiosità ed esuberanze.

I miei pazienti, dai quali ho imparato e continuo a imparare tanto.

I miei genitori, che sono stati al mio fianco sempre, supportandomi ogni giorno e ogni volta che ho scelto di misurarmi con una nuova sfida.

Le mie sorelle, incredibili alleate e amiche, che hanno sostenuto ogni mia scelta.

Mio fratello Paolo, che, da ottimo fisioterapista qual è, ha generosamente offerto il suo contributo alla stesura di questo testo.

Infine, grazie alla magnifica persona con la quale condivido la vita, Nieves. Psicologa ed esperta di wellness, sei stata fondamentale per la nascita di questo libro, e lo sei ogni giorno per la mia vita.

Mondadori Libri S.p.A.

Questo volume è stato stampato
presso ELCOGRAF S.p.A
Via Mondadori, 15 - Verona

Stampato in Italia - Printed in Italy